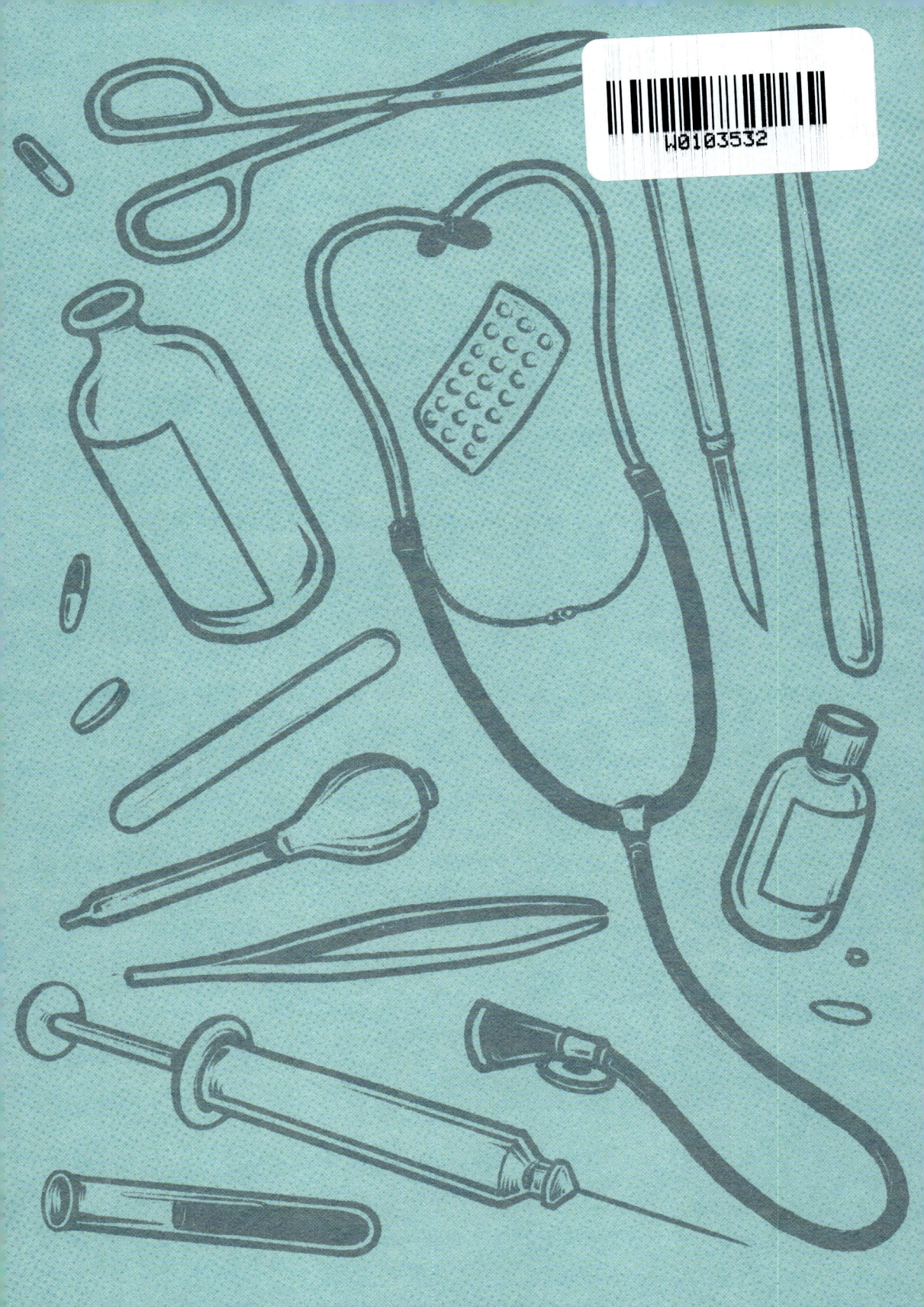

WIE KRANK IST DAS DENN?!

Für Olivia
Es hat mich hoch motiviert, dass du IMMER Lust hattest, jedes Kapitel vielfach Probe zu hören! Ohne deine Begeisterung hätte ich vielleicht aufgegeben, als Corona kam und Krankheiten plötzlich ein Modethema wurden.
B.M.

Birte Müller

WIE KRANK IST DAS DENN?!

Die gruseligsten Krankheiten von früher und heute

Mit Bildern von
Yannick de la Pêche

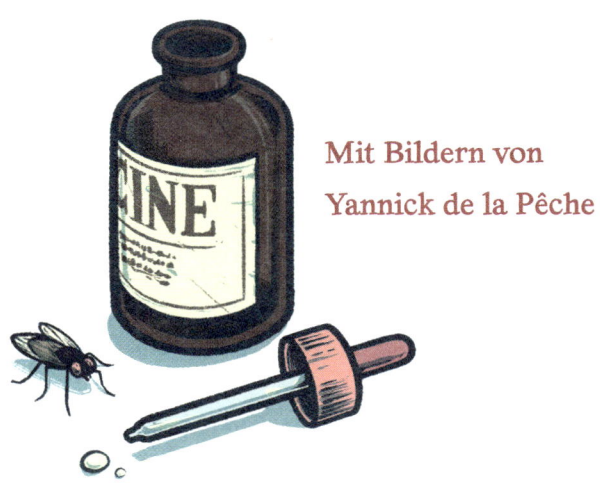

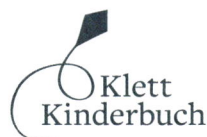
Klett Kinderbuch

INHALT

Worum geht's überhaupt?
Endlich mal ein unlangweiliges Vorwort 11

Pest
Ene mene Muh und raus bist du 15

Masern
Dann doch lieber Schule 19

Kinderlähmung
Ganz bittere Sache 23

Pocken
Ausgerottet und doch noch da 29

Lepra
Wenn noch nicht mal die Witze richtig witzig sind 33

Tuberkulose
Der versteckte Feind im Körper 41

Tollwut
Von Werwölfen und Vampiren 47

Skorbut
Manchmal haben Mütter eben doch recht 53

Cholera
Eine echt beschissene Krankheit 57

Würmer
Die ekligsten Mitbewohner EVER 65

Psychische Störungen
Unsichtbar und trotzdem da 71

Fußpilz
Die Champignons der Champions 83

Grippe
Influenza: Undercover Viren-Blitzkrieg 89

Corona
Kein Billig-Import aus China 97

What the Fuck ist eigentlich …?
Das möglichst unlangweilige Glossar 105

Register 130

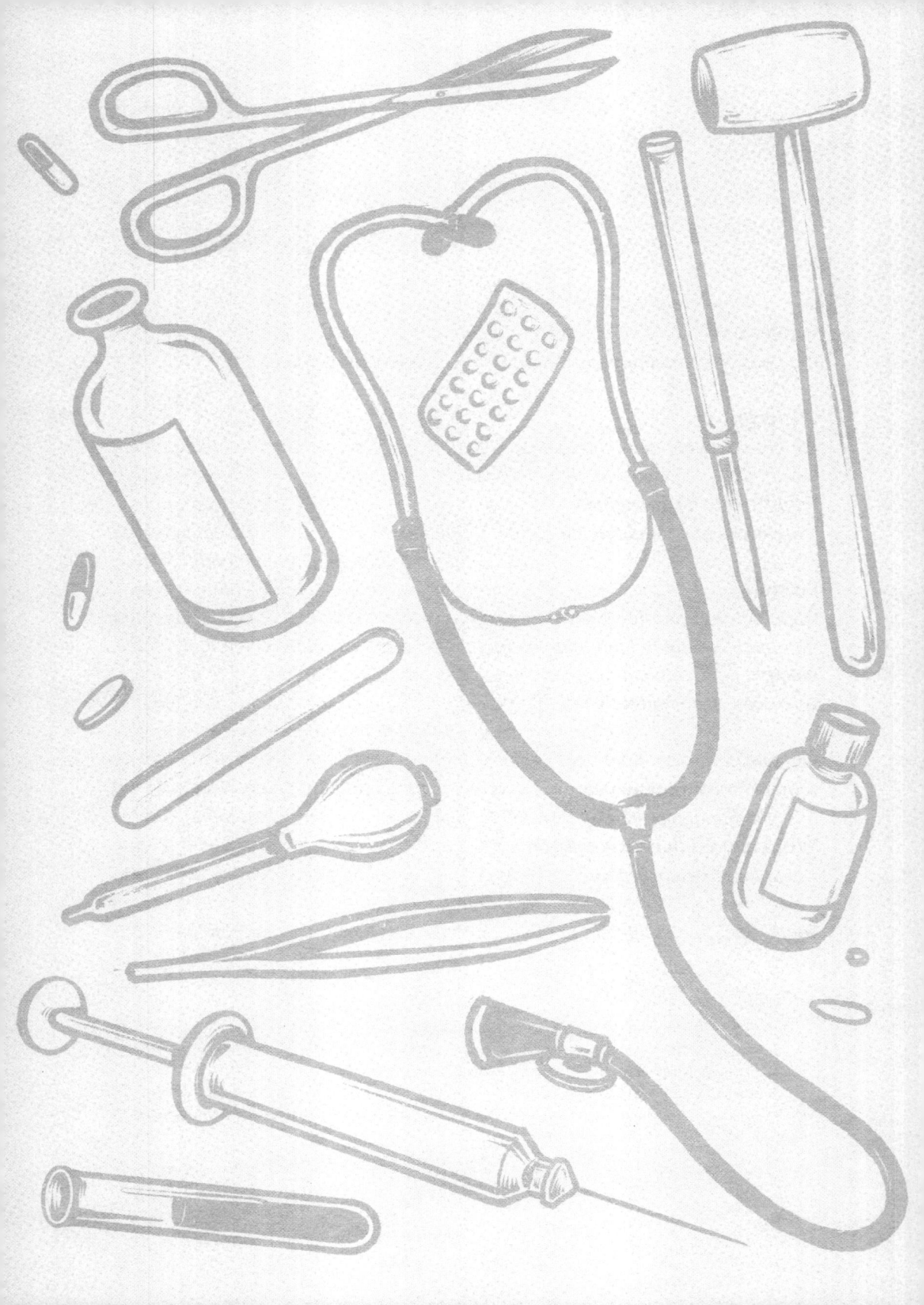

WORUM GEHT'S ÜBERHAUPT?

Endlich mal ein unlangweiliges Vorwort

Als Kind habe ich Vorworte immer gehasst und nie mitgelesen. Als Erwachsene finde ich sie immer noch blöd, lese sie aber trotzdem. Ich kann's nicht glauben, dass ich grad selber ein Buch MIT Vorwort UND sogar noch Fußnoten schreibe. Shit! Falls du keine Ahnung hast, was Fußnoten sind, dann schau mal bei der [1] unten auf dieser Seite, das ist nämlich eine Fußnote.

Es geht in diesem Buch um die verschiedensten Krankheiten (was allerdings keine Überraschung sein sollte, für jeden, der den Titel gelesen hat). Am besten liest man die Kapitel von vorne nach hinten durch und nicht kreuz und quer, weil immer mal was erklärt wird, was man später im Buch brauchen kann. Ich konnte natürlich nicht über ALLE Krankheiten von früher und heute schreiben. Ich habe mir einfach ein paar besonders spannende, bekannte, tödliche oder eklige herausgesucht. Es fehlen aber auch einige ganz wichtige, zum Beispiel Krebs. Ich finde, Krebs bräuchte ein eigenes Buch.

Ihr lernt beim Lesen eine Menge winziges Gesocks kennen, welches Krankheiten auslösen kann. Vieles davon sieht man nur unter dem Mikroskop, wie zum Beispiel Bakterien und Pilze. Man darf jetzt aber BITTE nicht denken, dass alle diese Mini-Lebewesen für uns schädlich sind, und dann ver-

---

[1] Fußnoten haben nix mit Musiknoten zu tun. Man kann da immer noch extra Krams reinschreiben, der eigentlich nicht so gut in den Text passt. Du erkennst sie an den kleinen Zahlen im Text. Sie heißen Fußnoten, weil du dann am Fuß der Seite (also unten!) bei der passenden Zahl eine Notiz findest. Ich habe versucht, wirklich nur echt Interessantes, Wichtiges oder Lustiges in die Fußnoten zu schreiben. Damit es sich lohnt, sie zu lesen, habe ich hier im Vorwort gleich mal zwei Witze in den Fußnoten versteckt!

suchen, die ganze Welt zu putzen und zu desinfizieren. Erstens geht das gar nicht und zweitens sind die allermeisten dieser Mikroorganismen unsere Freunde! Es sind jetzt vielleicht nicht so Freunde, die einem lustige Filmchen mit dem Handy schicken, aber wir brauchen sie trotzdem dringend für den Lebenskreislauf auf der Erde!

Du weißt ja vielleicht, dass unser Körper aus vielen einzelnen Zellen besteht? Aber was du vielleicht nicht wusstest: In und auf uns leben etwa genauso viele Mini-Mini-Mitbewohner, wie wir auch Körperzellen haben[2]! Trotzdem besteht unser Körper nicht zur Hälfte aus Bakterien und so. Weil sie so klein sind, machen sie nur knapp zwei Kilogramm vom Gewicht eines Erwachsenen aus (das ist so viel wie zwanzig normale Tafeln Schokolade, nur nicht so lecker).

Sie wuseln in unvorstellbaren Mengen zum Beispiel auf unserer Haut und im Darm herum. Sie schützen uns vor „bösen" Eindringlingen und spielen besonders bei der Verdauung eine superwichtige Rolle. Vielleicht hast du mal ein Antibiotikum nehmen müssen und tierisch Durchfall bekommen? Das kam dann daher, dass auch viele von den „guten" Bakterien im Darm abgetötet wurden.

Auch Viren gibt es ohne Ende in uns drin. Ihnen können wir mit Antibiotika nichts anhaben. Die Wissenschaftler sind sich sicher: Diese vielen Viren in unserem Körper müssen einen Sinn haben, sie haben bis jetzt nur kaum einen Plan, welchen. Man weiß immerhin, dass viele Viren in uns „böse" Bakterien befallen und abtöten.

Viren sind noch viel, viel kleiner als Bakterien. Man sieht sie nicht mal unterm normalen Mikroskop. Man nennt sie auch Mikroorganismen (Mikro = fitzelklein, Organismus = Lebewesen), dabei sind sie eigentlich gar keine Lebewesen, nicht mal Zellen! Eigentlich sind sie nur ein paar Erbanlagen, die irgendwie von etwas Eiweiß zusammengehalten werden. Und trotzdem verfügen sie über absolut faszinierende Fähigkeiten, wie ihr sehen werdet!

2 Nämlich circa 30 Billionen! Das ist ne 30 mit 12 Nullen hinten dran, und das ist jetzt kein Witz!

Zu vielen Begriffen gibt es hinten unter „What the fuck ist eigentlich" noch mal Extra-Erklärungen. In langweiligen Büchern nennt man sowas Glossar. Ich hab mir damit echt viel Mühe gegeben, also lest das bitte auch!

Damit später keiner die beleidigte Leberwurst spielt, noch dies: Ich benutze mal weibliche und mal männliche Wortformen, es sind aber immer ALLE[3] gemeint. Zum Beispiel gibt es im Buch einige „Geht jemand zum Arzt"-Witze. Es könnte dabei immer ganz genauso heißen: „Geht eine Frau zum Arzt" wie „Geht ein Mann zum Arzt" oder „Geht eine Frau zur Ärztin" oder „Geht ein Mann zur Ärztin" oder „Geht ein intersexueller Mensch zum Arzt" und so weiter und so weiter! Klar?

Es könnte übrigens sein, dass man durch dieses Buch einiges über ätzende Krankheiten lernt (und über unsere geniale Körperabwehr oder auch über Geschichte). Das ist keine Absicht, sowas kann einfach passieren bei Büchern. Wenn du nix lernst, auch gut. Dann hast du hoffentlich einfach Spaß beim Lesen oder Zuhören und beim Bilderanschauen.

Zu Risiken und Nebenwirkungen dieses Buches fragt bitte keinen Arzt oder Apotheker. Da hilft nur ein Buchhändler, oder natürlich eine Buchhändlerin![4]

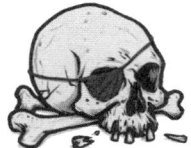

---

[3] Außer bei Schwangeren, da kann es leider immer nur eine Frau sein, aber das ist nicht meine Schuld! Hier kommt mal ein Witz, der eindeutig männerfeindlich ist. Nur, damit ihr mal wisst, was „Diskriminierung aufgrund des Geschlechtes" bedeutet: *Geht eine schwangere Frau zur Ärztin. Nach dem Ultraschall sagt die Ärztin: „Ich muss Ihnen etwas sagen. Ihr Kind ist anders als die meisten anderen Menschen." Die Frau besorgt: „Was ist denn?" Ärztin: „Na ja, es ist nichts Schlimmes. Ihr Kind ist nur eben etwas anders, es ist ein Hermaphrodit." Fragt die Frau: „Ein waaaas?", Antwortet die Ärztin: „Na ja, es hat einfach die Merkmale eines Mannes und einer Frau!" Ruft die Frau: „Soll das etwa heißen, es hat einen Penis UND ein Gehirn?"*

[4] Apropos Nebenwirkungen. Hier kommt der zweite Witz: *Geht ein Kind zum Arzt und fragt: „Herr Doktor, hat die Medizin, die ich nehmen muss, irgendwelche schlimmen Nebenwirkungen?" Darauf der Arzt: „Das kann man wohl sagen! Ab morgen kannst du wieder zur Schule!"*

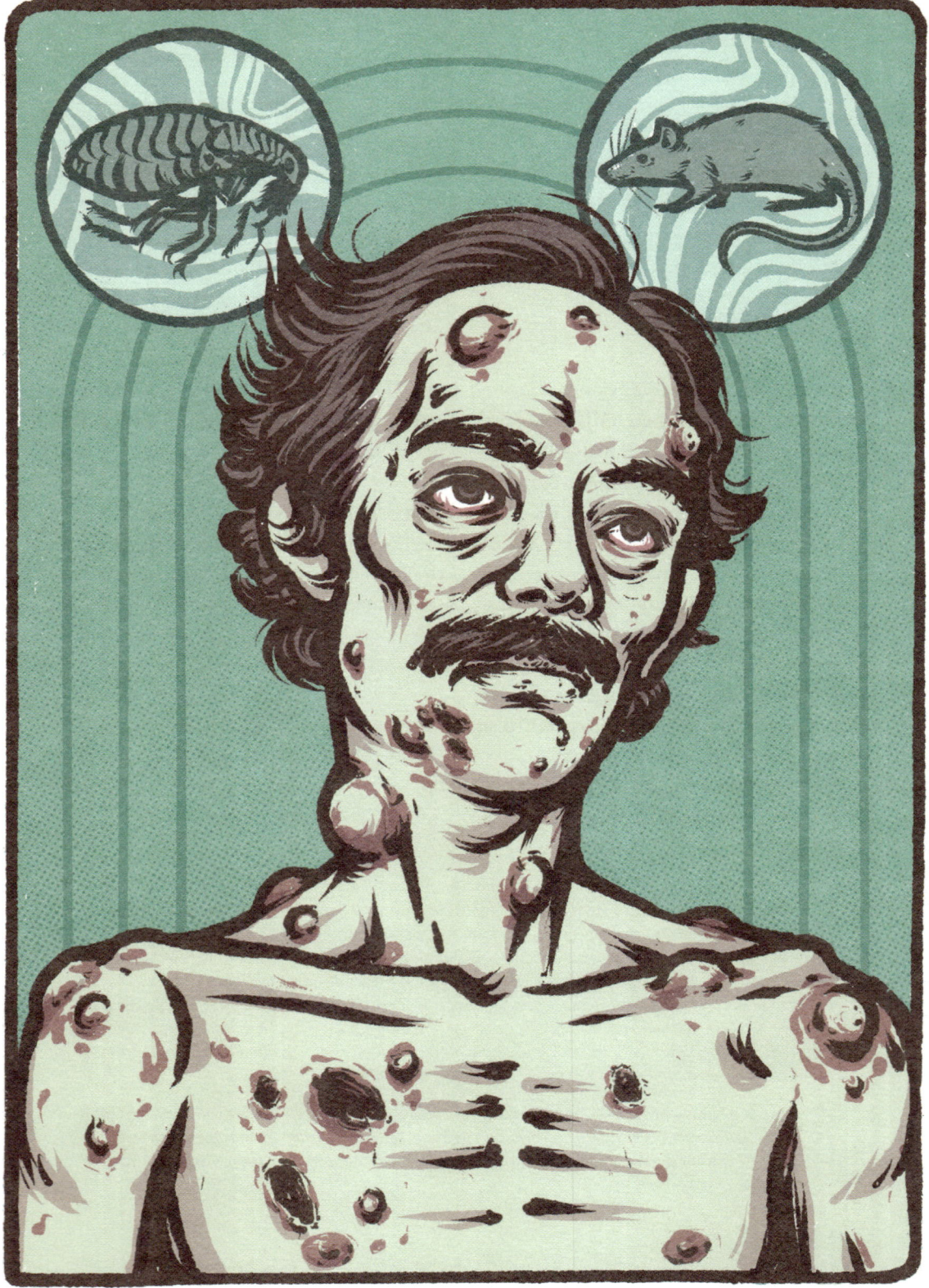

PEST

Ene mene Muh und raus bist du

Die Pest ist so ziemlich die ätzendste Krankheit, die es jemals in der Menschheitsgeschichte gab. Eigentlich ist es eine Rattenkrankheit, und im Mittelalter[5], als die Leute in den großen Städten noch keine Mülleimer kannten und auf die Straße gekackt haben, da war alles voll mit Ratten.

Ganz eigentlich ist es sogar eine Flohkrankheit: Ratten haben oft Flöhe, und die Menschen damals hatten sie auch, weil sie ja keine Duschen hatten und überhaupt alles ganz eklig war. Die Flöhe steckten die Ratten mit den Pest-Bakterien an. Als die Ratten dann haufenweise verreckten, brauchten Millionen von Flöhen ein neues Zuhause. Sie hüpften kurzerhand auf die Menschen und steckten sie an.

Und Pest-Erreger sind krass ansteckend! Die Krankheit hat dann im Mittelalter auch gleich ein paar Millionen Menschen in Europa umgebracht. Schon kurz nach der Ansteckung können die ersten Symptome auftreten, das geht ruckzuck: verdammt hohes Fieber, fieseste Kopf- und Gliederschmerzen, totale Verwirrung und große Beulen in den Lymphknoten, die dann mit Eiter gefüllt sind: ECHT EKLIG!

Oft gingen diese Beulen nach innen auf, der Pesterreger verteilte sich im Körper und der Körper blutete innerlich. Dann

---

[5] Du kannst dir nie merken, wann eigentlich das Mittelalter war? Das geht mir genau so, also habe ich folgenden Trick: Unsere jetzige Zeit beginnt ja mit Christus' Geburt. Es hat vorher schon viele tausend Jahre gegeben und danach wird es hoffentlich auch noch viele geben – aber ganz grob gesagt, sind wir jetzt ungefähr beim Jahr 2000. Und in der Mitte davon, also um 1000, war auch die Mitte vom Mittelalter. Es hat insgesamt um die 1000 Jahre gedauert, also so etwa von 500 bis 1500 nach Christi.

hatten die Menschen eine ganz schwarz gefärbte Haut, darum heißt es auch „Die schwarze Pest".

Hilfe! Der Arzt kommt!

Die Ärzte hatten damals übrigens noch keine Ahnung davon, dass man sich mit Krankheiten anstecken kann. Sie dachten, ein stinkender Wind hätte die Krankheit aus Asien nach Europa geweht oder die Sterne am Himmel seien schuld oder so etwas. Die Ärzte waren auch noch nicht auf die Idee gekommen, sich wenigstens mal die Hände zu waschen, wenn sie von Patient zu Patient gingen. Wer noch nicht die Pest hatte, bekam sie damals wahrscheinlich spätestens, wenn er oder sie einem Arzt begegnet ist.

Es hat übrigens noch über 500 Jahre gedauert, bis mal jemand die ersten Bakterien entdeckt hat und jemand anderes auf die Idee gekommen ist, das Operationsbesteck in Krankenhäusern abzukochen. Da kann man schon echt froh sein, dass man heute lebt, denn die Pest gibt es fast nicht mehr. Einfach, weil wir aufgehört haben, mit den Ratten im Dreck zu leben. Ganz, ganz selten gibt es mal einzelne Fälle irgendwo in der Welt. Die meisten übrigens auf der Insel Madagaskar. Wahrscheinlich kommt daher auch das Lied „Wir lagen vor Madagaskar, und hatten die Pest an Bord ...".

Aber weil es heute Antibiotika gibt, mit denen man Bakterien im Körper abtöten kann, nibbelt man eben auch nicht mehr sofort ab, wenn man sich mit Pestbakterien infiziert. Im Mittelalter dagegen hatten die Leute keine Chance, die Pest zu heilen. Die Ärzte hatten zwar schon irgendwelche Arzneien, die sie für Medizin hielten, und sie glaubten daran, dass man den Kranken zum Beispiel helfen konnte, indem man ihre Adern aufschnitt und reichlich Blut auslaufen ließ oder sogar die Pestbeulen selber öffnete. Aber letztendlich waren diese Methoden wahrscheinlich ungefähr so hilfreich wie das Tragen seltsamer, mit Kräutern gefüllter Schnabelmasken, um sich vor der Pest zu schützen, nämlich gleich null.

Ich schwör, man kann sich nicht vorstellen, wie schrecklich das war mit der Pest und WIE viele Leute damals gestorben sind! In Europa sind mal während nur eines Pestausbruches in den fünf Jahren zwischen 1347 bis 1352 mehr als 25 Millionen Menschen

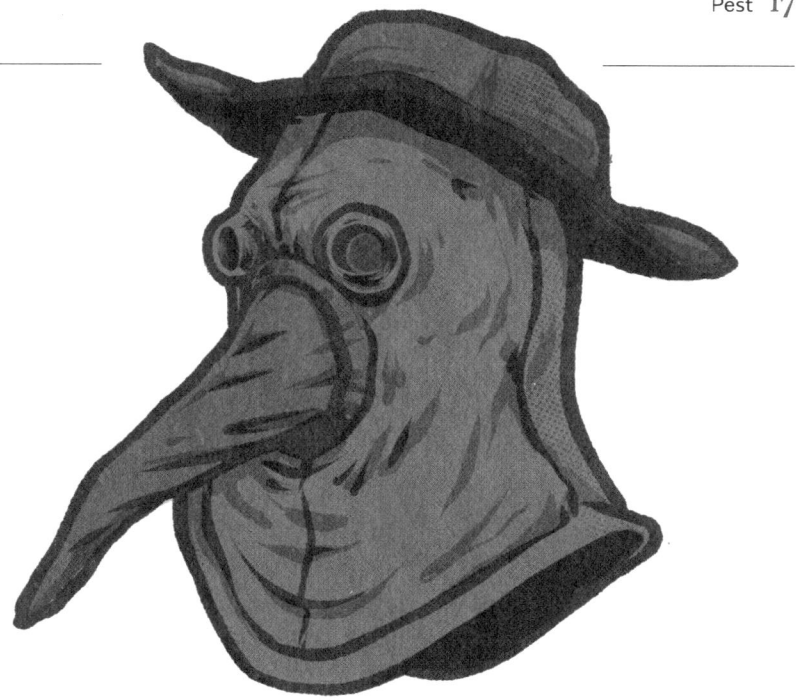

verreckt. Das war jeder Dritte! Man muss nur mal in der Schulklasse „Ene mene muh, raus bist du" aufsagen und jeder bei „muh" und „du" ist damals einfach abgekratzt! Von der deutschen Nationalmannschaft hätten wir nur noch sieben oder acht Spieler übriggehabt – und vielleicht nicht mal die guten. Im Stadion wäre jeder dritte Platz frei geblieben! Wie viele Millionen Menschen an der Pest gestorben sind, lässt sich übrigens bis heute gar nicht genau sagen – von den Ratten und Flöhen mal ganz zu schweigen.

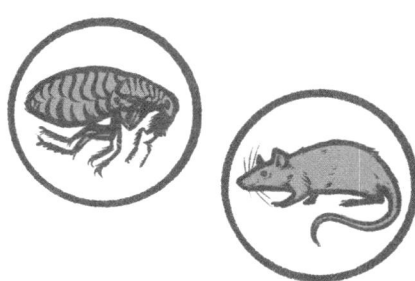

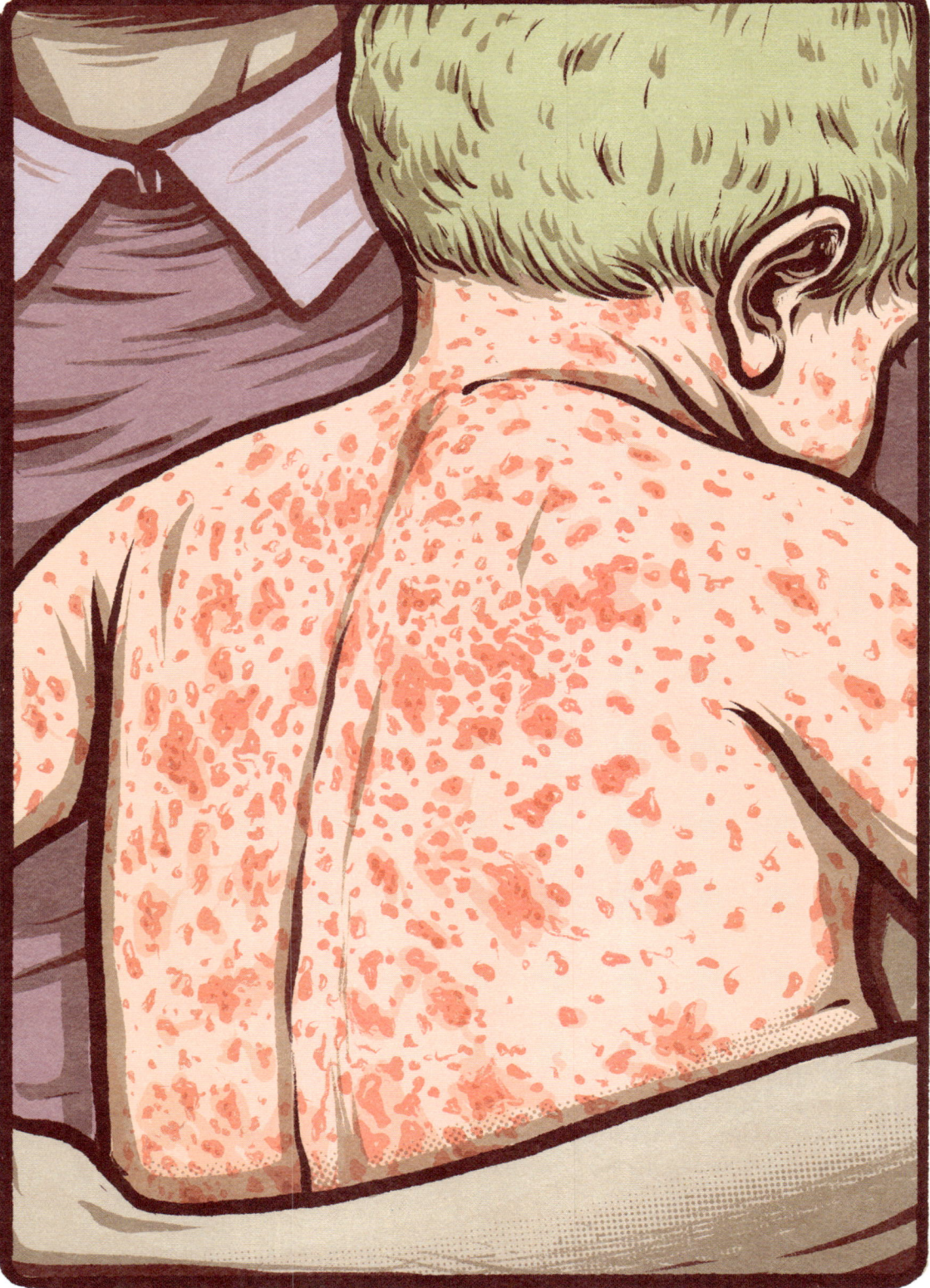

MASERN

Dann doch lieber Schule

Die Masern – das ist mal so eine richtige Kinderkrankheit! Die Kinderkrankheiten sind eigentlich alle tierisch ansteckend. Erwachsene bekommen sie nur deswegen nicht, weil sie sie meist schon als Kind hatten und darum in ihrem Blut schon Antikörper dagegen gebildet haben. Wer einmal Masern hatte, ist dann dadurch immun. Das bedeutet: Man kann die Krankheit nie wieder bekommen. YES!

Man erkennt Masern super daran, dass die ganze Haut rot gefleckt ist. Das hat einen typischen Look, den man leider nie hinbekommt, wenn man sich die Flecken selber mit Muttis Lippenstift aufmalt. Mütter merken es außerdem immer, aber auch wirklich IMMER, wenn man an ihrem Lippenstift war.

Da man Fieber ohnehin nicht faken kann, macht es wenig Sinn, Masern vorzutäuschen, um eine Englischarbeit zu vermeiden. Zu den Flecken gibt es nämlich immer ordentlich hohes Fieber und außerdem noch eine megafiese Verschleimung der Atemwege gratis dazu. Man fühlt sich so schlapp wie ein oller Waschlappen. Es geht einem so kacke, dass man sogar lieber in die Schule gehen würde, als krank zu sein, und nicht mal Bock hat, Fernsehen zu gucken! Schrecklich, oder?

Masern werden durch einen Virus verursacht, darum kann man auch kein Antibiotikum dagegen nehmen. Man muss einfach krank im Bett herumliegen, sich grässlich fühlen und abwarten. Mama bringt einem eklige Tees und ist richtig nett. Die armen Kinder früher, die mussten da fast alle durch, weil es noch keine Impfung gab. Wenn es schlecht läuft, kann man bei Masern auch eine Hirnentzündung bekommen. In einem von ungefähr tausend Fällen kann das passieren. DAS ist dann aber ECHT gefährlich. Zwanzig Prozent der Menschen sterben daran sogar und vierzig Prozent von denen, die es überlebt haben, behalten Hirnschädigungen zurück. Da haben wir mal wieder verdammtes Glück, dass wir in so modernen Zeiten leben! Heute haben wir nicht nur iPads und Netflix und so, sondern man kann Kinder gegen Masern impfen, sobald sie ihren ersten Geburtstag hinter sich haben. Darum schwirren bei uns jetzt nur noch ganz wenig Masernviren herum, weil ja kaum einer mehr die Masern hat und die Viren also auch nicht durch die Gegend husten kann.

Aber! Kaum gibt es ein paar Jahre vermeintlich keine Masern mehr, schwups, lassen manche ihre Kinder dagegen nicht mehr impfen. Wahrscheinlich dieselben komischen Eltern, die ihre Kinder auch nicht auf Tablets daddeln lassen und kein Amazon Prime haben. Da fragt man sich doch, wozu so coole Sachen überhaupt erfunden wurden!

Impfmuffel

Einige Leute denken, dass die Impfung für ihr Kind gefährlicher ist als die Masern selber und sie verzichten auf das Impfen. Das ist allerdings eine ziemliche Arschkarte für alle Babys und die Kinder mit schweren Krankheiten und Behinderungen oder so, die man nicht impfen KANN: Die gefährden sie dann nämlich gleich mit. Wenn es zu viele Impfmuffel gibt, wird es bald auch wieder viel öfter Masern geben. Und heute wie früher kann das lebensgefährlich sein.

Masern sind zwar eine Kinderkrankheit, aber auch Erwachsene können sie bekommen. Das ist dann richtig bescheuert. Erwachsenen mit Masern geht es noch beschissener als Kindern, denen es ja auch schon ziemlich dreckig damit geht. Und die Gefahr einer Hirnentzündung ist dann auch viel größer.

Weil Eltern ja ohnehin immer schnell den Überblick verlieren und oft die wichtigsten Dinge vergessen (zum Beispiel bei Lidl an der Kasse nach den Stickies zu fragen oder rechtzeitig das Fußballtrikot zu waschen), solltet ihr immer schön die Eltern ans Impfen erinnern! Allerdings muss man vorsichtig damit sein, auf die Frage „Hast du schon die Hausaufgaben gemacht" mit der Gegenfrage „Und hast du denn schon eine Masern-Impfung?" zu antworten. Denn deine Hausaufgaben dauern viel länger und müssen leider nicht nur einmal in 40 Jahren gemacht werden …

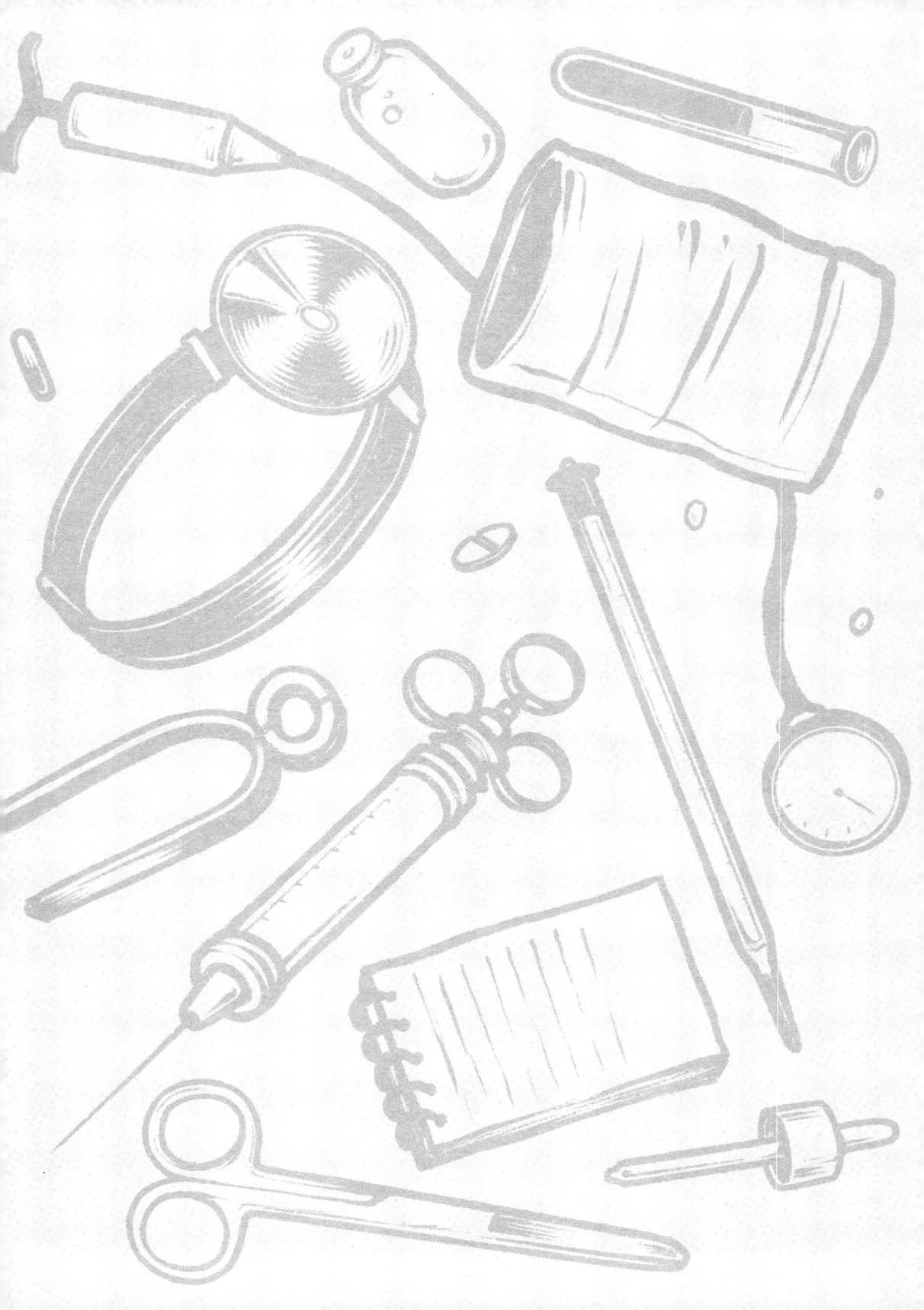

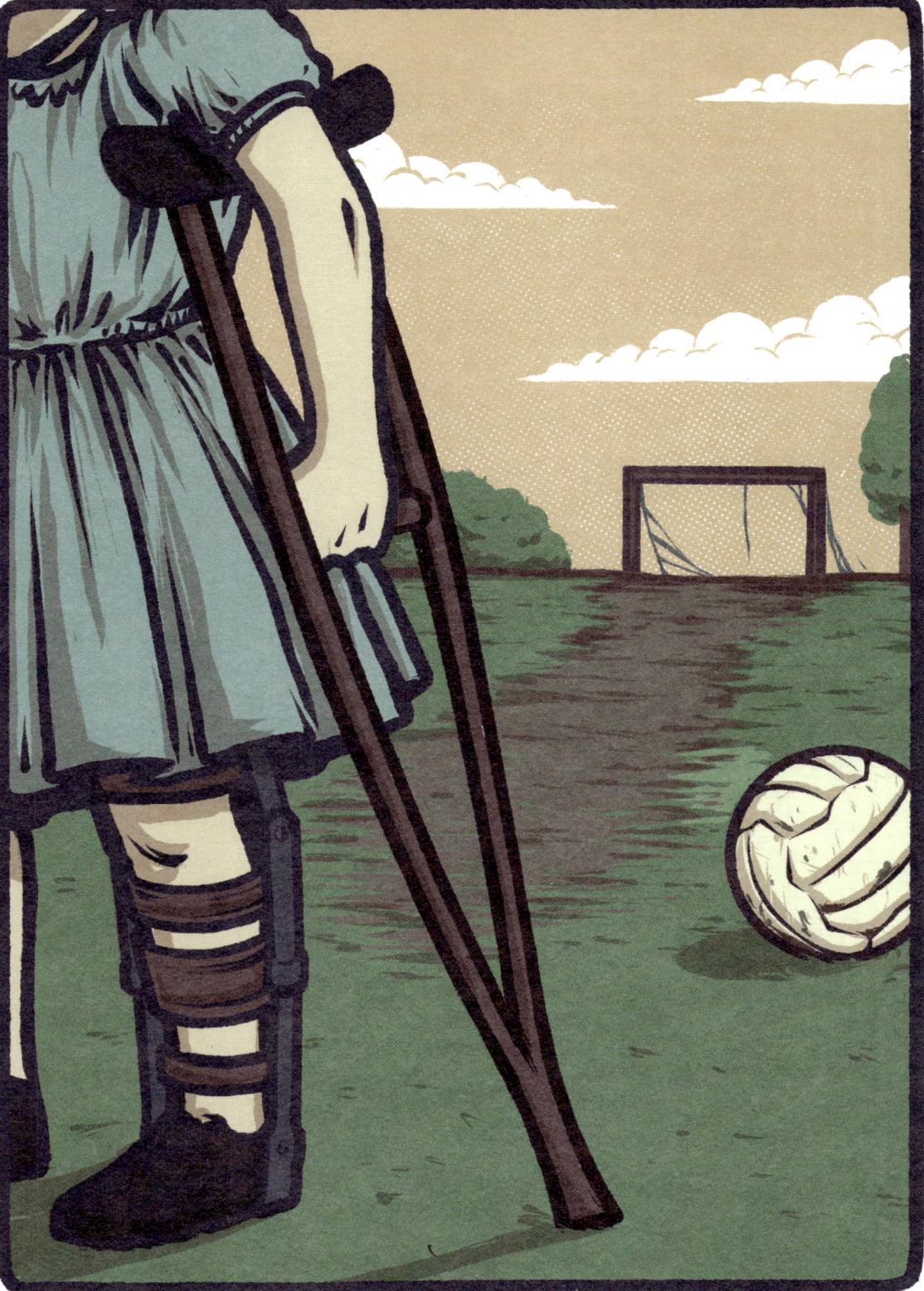

KINDERLÄHMUNG

Ganz bittere Sache

Eine Krankheit, vor der deine Großeltern noch so richtig Angst haben mussten, ist heute schon fast ganz ausgerottet worden. Es ist die Kinderlähmung, die eigentlich Poliomyelitis heißt – was aber kein Mensch aussprechen kann und deswegen einfach Polio genannt wird.

Wie der Name schon sagt, bekommen vor allem Kinder diese Krankheit, und es treten häufig Lähmungen dabei auf. Sie wird durch ein Virus verursacht, das man über den Mund aufnimmt. Es vermehrt sich dann im Darm, und wenn man Pech hat, wandert es später über das Blut in das Rückenmark. Dort werden die Nerven zerstört, und sie können dann keine Befehle mehr an die Muskeln weitergeben. Davon kommen die Lähmungen.

Bei 90 Prozent der Angesteckten bricht die Krankheit gar nicht aus. Wenn aber doch, hat man heftigstes Fieber, Schmerzen und eben oft ganz plötzlich Lähmungen, meistens in den Beinen – wenn es ganz schlecht läuft, aber auch woanders, zum Beispiel in der Atemmuskulatur. Viele Kinder sind früher daran gestorben.

Überleben im Sarg aus Stahl

Vor etwa hundert Jahren wurde eine krasse Maschine erfunden, die man „eiserne Lunge" nannte. Das war so etwas wie das allererste Beatmungsgerät. Das Ding hat vielen mit Kinderlähmung das Leben gerettet. Wenn die Atmung gelähmt war, wurde man in diese abgeschlossene Metallröhre gelegt. Nur der Kopf schaute oben raus. In der Röhre wurde alle paar Sekunden ein Unterdruck erzeugt, sodass Luft durch die Nase eingesaugt wurde, und danach ein Überdruck, damit sie wieder rauskam. Immer abwechselnd. Das Teil sieht echt monströs aus. Die Vorstellung, da so unbeweglich eingesperrt zu sein, ist ziemlich freaky, aber besser als ersticken ist es bestimmt allemal.[6]

Manchmal gingen die Lähmungen wieder weg, aber oft behielten die Kinder für immer ein lahmes oder auch verformtes Bein oder so. Und wenn die Lähmung der Atemmuskeln nicht wieder wegging, musste man sein Leben lang in der Röhre liegen – manche Leute haben über sechzig Jahre lang in der eisernen Lunge gelebt, bis sie gestorben sind. Einer ist da drin mal gestorben, einfach, weil der Strom im Krankenhaus ausgefallen ist ... was für eine Kacke, oder?

Aber auch die Kinder, die scheinbar wieder gesund werden, haben in der Regel später im Leben eine Menge Probleme. Sie sind ganz schnell erschöpft, haben oft große Schmerzen und bekommen Muskelschwund dort, wo sie vorher die Lähmungen hatten. Viele haben Probleme beim Gehen, Schlucken oder Atmen, und je älter sie werden, desto schlimmer wird es. Bis heute kann man NICHTS gegen Kinderlähmung tun, außer vielleicht ne Wärmflasche und Schmerztablette – was ja nun wirklich ziemlich lächerlich ist, wenn man bedenkt, wie gefährlich die Krankheit ist. Das Poliovirus ist ziemlich ansteckend. Wer es sich einfängt, kann schon ein paar Stunden später andere Leute anstecken. Es wird meist durch Schmierinfektion übertragen[7] – also durch Kacke an den Händen.

Wenn man sich ernsthaft überlegt, wie oft man sich selber nicht gründlich die Hände auf dem Klo wäscht, wird einem klar, wie es möglich sein konnte, dass es in Deutschland im Jahr 1961 eine Polio-Epidemie gab, bei der sich ca. 4600 Menschen infizierten. 1961 war ja nun nicht grad im Mittelalter, wo es kein fließendes Wasser oder keine Toiletten gab, sondern die Zeit, in der es neben jedem Waschbecken im Gästeklo ein hübsches Stück Duftseife in einer speziellen Halterung und gehäkelte Klorollenumpuschelungen gab.

---

6 Im Deutschen Hygiene-Museum in Dresden gibt es so ein Ding! Wenn euch dieses Buch gefällt, müsst ihr unbedingt da mal hin: superinteressant und null langweilig!

7 Wie Infektionen genau gehen, musst du unbedingt bei „What the fuck ist eigentlich" auf den Seiten 114 - 116 nachlesen, wenn du dich so richtig ekeln willst.

In über neunzig Prozent der Fälle merkten die Leute ja gar nicht, dass sie sich angesteckt hatten. Und genau das war das Gefährliche: Sie wurden zwar selber nicht krank, konnten aber dummerweise trotzdem alle anderen fleißig anstecken. Der Körper bildete Antikörper und danach war man gegen die Krankheit immun, so wie heute, wenn man geimpft wurde. Aber diese restlichen zehn Prozent, bei denen die Krankheit ausbrach, waren dann RICHTIG angemeiert!

Entwicklungshilfe aus dem Osten? Nein, danke!

Es gab damals zwar schon einen Impfstoff gegen Kinderlähmung, aber nur im Ostteil Deutschlands (der damaligen Deutschen Demokratischen Republik, genannt DDR) wurde seit 1960 fleißig geimpft. Man verteilte dort angeblich einfach waggonweise Bonbons mit Impfstoff drin an die Kinder. Die DDR hat Konrad Adenauer (dem damaligen Bundeskanzler der Bundesrepublik Deutschland, also dem Westteil) sogar angeboten, ein paar Tonnen Impfstoff zu liefern. Aber damals trauten die Politiker im Westen so ziemlich nichts und niemandem, der was mit dem Osten zu tun hatte und umgekehrt. Der Impfstoff war zwar in den USA entwickelt worden, sein Erfinder kam aber aus Russland, wo der Impfstoff auch getestet worden war. Und wer schon mal einen alten James-Bond-Film gesehen hat, der weiß, dass die Russen damals IMMER die Bösen waren! Da hat man lieber noch etwas abgewartet, bis noch mehr Kinder in Westdeutschland gestorben waren.

Im Jahr 1962 war es dann endlich auch in Westdeutschland so weit: Es gab einen Impfstoff, von dem drei Tropfen auf einen Würfel Zucker genügten, um vor der Krankheit zu schützen. Unter dem Motto: „Schluckimpfung ist süß – Kinderlähmung ist grausam" wurde eine gigantische Impf-Werbekampagne im Radio und Fernsehen gefahren[8]. Überall hingen Plakate und wurden Informationszettel verteilt.

---

[8] Warum hieß der Spruch eigentlich nicht: „Schluckimpfung ist süß – Kinderlähmung ist bitter?" Hätte doch viel besser gepasst! Aber mich hat ja mal wieder keiner gefragt. Allerdings war ich da auch noch gar nicht geboren.

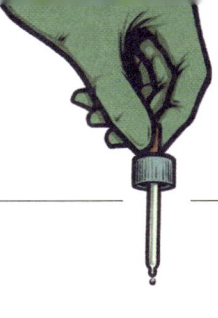

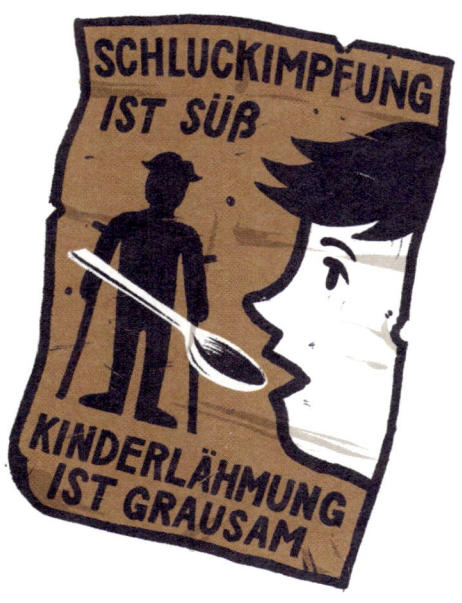

herrscht und die Menschen nicht richtig medizinisch versorgt werden. Zum Beispiel in Nigeria in Afrika oder auch in Afghanistan und in Syrien, seitdem dort Krieg herrscht. Aber es ist das Ziel der Weltgesundheitsorganisation, Polio weltweit auszurotten. Das wird auch klappen, sobald genug Menschen überall geimpft sind.

In den Schulen, Kindergärten und in großen Turnhallen wurde geimpft, was das Zeug hielt. Mit vollem Erfolg! Die Neuansteckungen gingen kräftig zurück.

Und heute so?

Seit 2002 gilt das Polio-Virus in Europa als ausgerottet. Trotzdem wird es immer noch mal eingeschleppt, aber weil ja fast alle Menschen geimpft sind, verbreitet es sich nicht. Nur in wenigen Ländern taucht Polio noch manchmal auf. Das sind natürlich wieder die ganz armen Länder, wo viel Krieg und Terror

Wenn du dich jetzt wunderst, warum du eigentlich beim Kinderarzt nie dieses berühmte Stückchen Zucker mit den drei Tropfen Impfserum bekommen hast – hier der einzige Nachteil am medizinischen Fortschritt: Es gibt jetzt einen neuen Impfstoff, der gespritzt wird und sogar noch aufgefrischt werden muss.

Das ist noch ein bisschen sicherer, aber dafür gibt es keinen Zuckerwürfel, stattdessen wird man gepikt – ganz schön doof, aber besser als Kinderlähmung allemal!

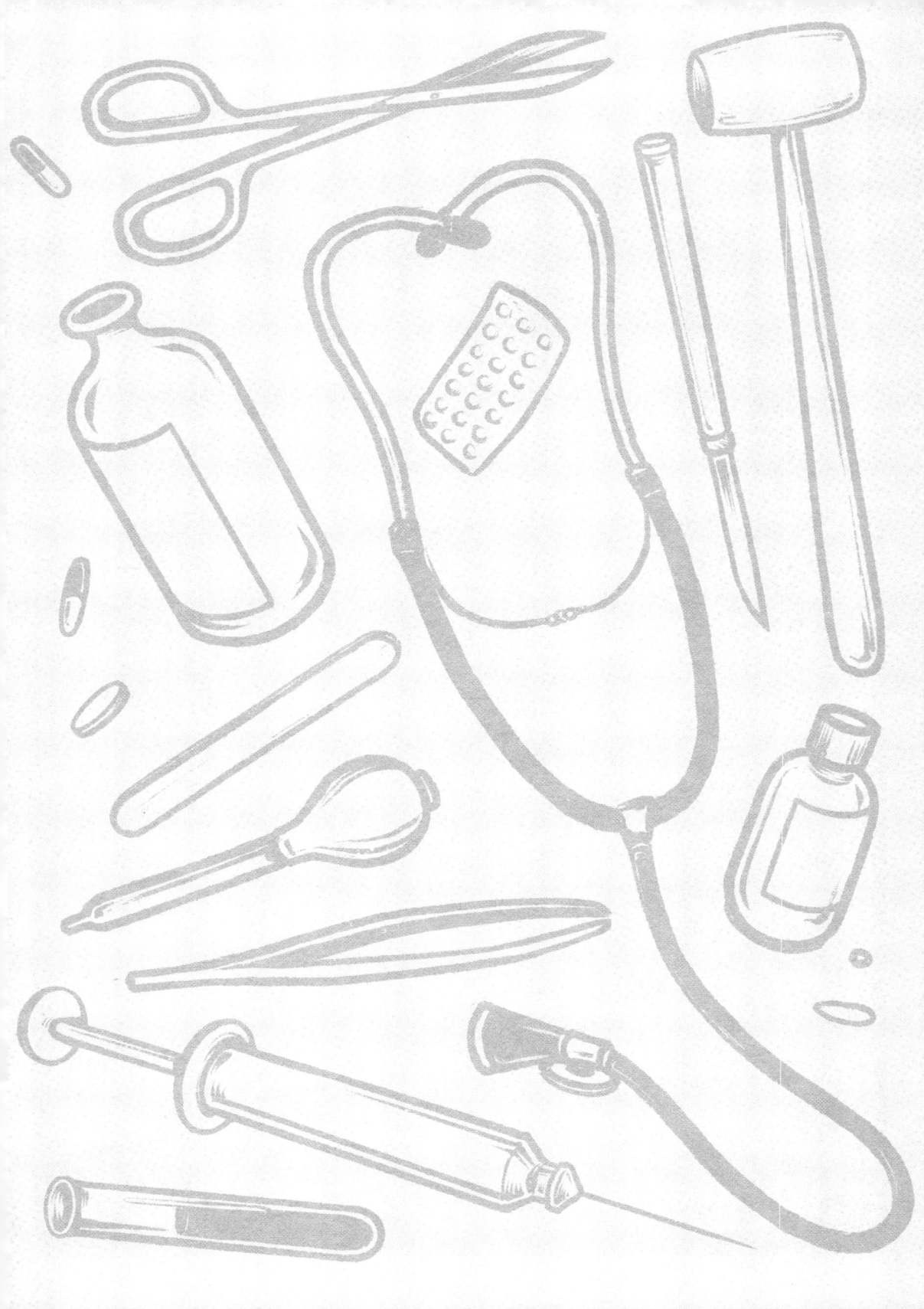

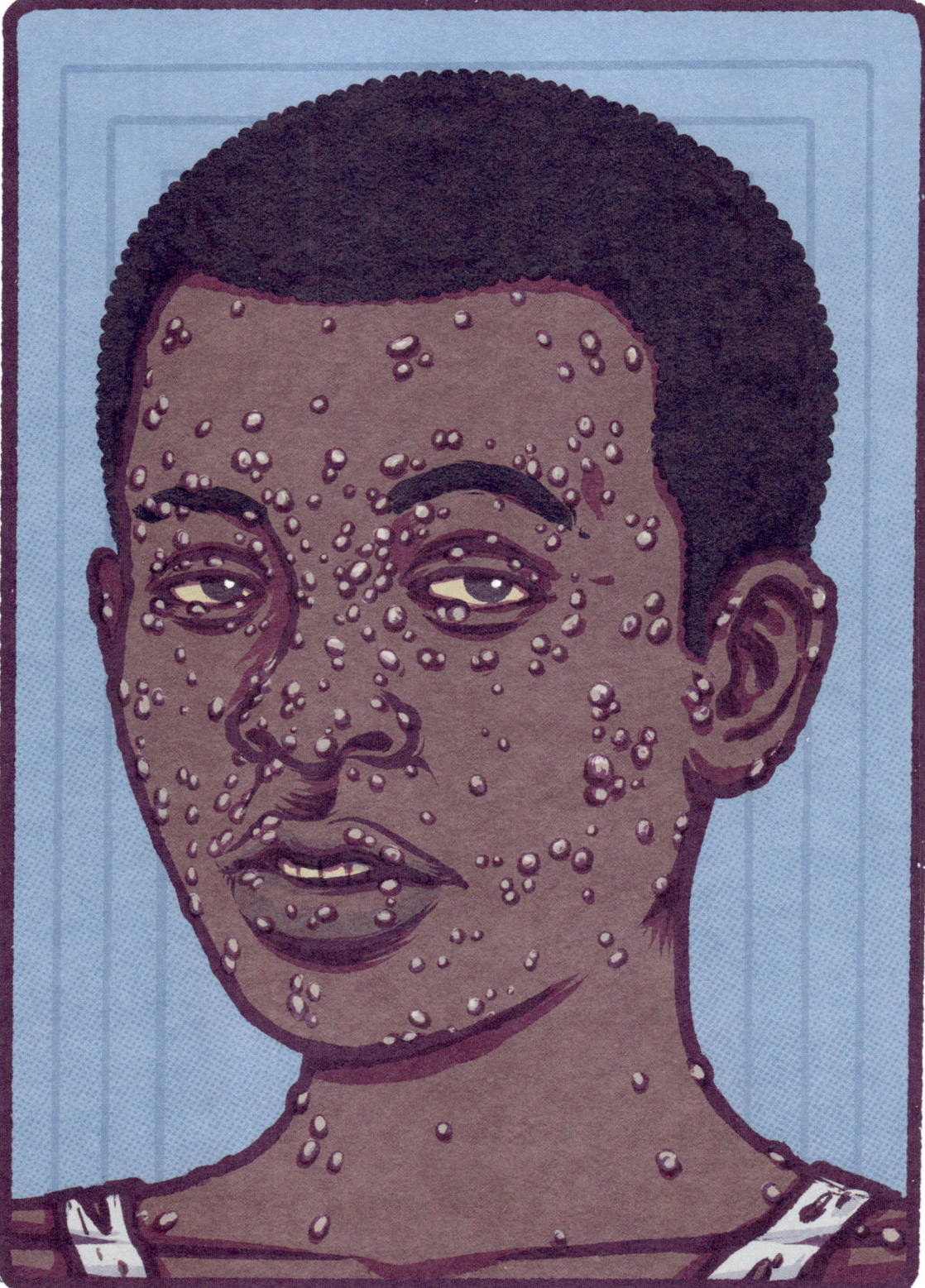

POCKEN

Ausgerottet und doch noch da

Die meisten alten Menschen, die du kennst – also die über fünfzig –, haben am Oberarm eine Impfnarbe von einer Pockenimpfung. An der Stelle war dort früher die Haut eingeritzt und Pocken-Impfstoff aufgetragen worden. Du hast diese Impfung und diese Narbe nur deswegen nicht, weil die Pocken heute ausgestorben sind!

Ich nenne das mal eine echt coole Sache. Die Pocken waren nämlich fast genau so schrecklich wie die Pest. Auch für sie war mal wieder ein Virus verantwortlich: das Variola-Virus. Es übertrug sich nicht nur durch Schmier- und Tröpfcheninfektion, sondern sogar, wenn man nur Staub aus den Klamotten oder einer Decke von einem Kranken einatmete.

Etwa zwei Wochen nach der Ansteckung bekamen die Leute erst mal hohes Fieber, Schüttelfrost und derbe Halsschmerzen. Dann sah es kurz so aus, als würde alles besser werden, bis am nächsten Tag der ganze Körper voller Pusteln war. Und wir reden hier nicht von ein paar Pickelchen. Die Pocken übersäten dicht an dicht den ganzen Körper, besonders das Gesicht, die Arme und Beine. Erst waren es kleine juckende Knötchen, dann mit so klarer Flüssigkeit gefüllte Bläschen, die sich dann zu fett mit Eiter gefüllten Pocken auswuchsen! Daher kommt wahrscheinlich auch der Name, „Pocke", vom englischen Wort *pocket:* prall mit Eiter gefüllte Taschen! Bäh, bäh, bäh! Irgendwann trocknete der Eiter ein und es bildete sich eine Kruste, die abbröckelte. Das Ganze stank und juckte dazu noch höllisch! Alles ganz, ganz widerlich!

Warum wir Mozart auf der Straße nicht wiedererkennen würden

Wer Glück hatte, überlebte die Sache und war danach nur einfach total fies vernarbt. Wer weniger Glück hatte, war gehörlos (was man damals taub nannte), sehbehindert (wozu blind gesagt wurde) oder er hatte Hirnschäden (was damals schwachsinnig hieß). Fast ein Drittel aller Erkrankten starben daran. Im 18. Jahrhundert starben zehn Prozent aller Kleinkinder an den Pocken, da würden in jeder Kita Deutschlands jährlich sechs Plätze frei werden, weil die Kinder an Pocken gestorben sind. In ganz Europa verreckten damals jedes Jahr 400.000 Leute, so viele wie alle Einwohner von Zürich! NICHT LUSTIG!

Das war auch in etwa die Zeit, als Mozart gelebt hat[9]. Zum Glück hat er als Elfjähriger die Pocken überlebt, sonst hätten wir heute keine „Zauberflöte" und keine „Kleine Nachtmusik" und auch nicht die über 600 anderen Werke, die er noch so geschrieben hat. Die fiesen Pockennarben sind aber wahrscheinlich der Grund, warum es keine richtig guten Porträts von Mozart gibt. Die Maler wollten nicht so unhöflich sein und haben deswegen so ein bisschen einen Phantasie-Mozart gemalt, der echte war pottenhässlich.

Damals wie heute konnte man die Pocken nicht heilen. Aber den Leuten war immerhin schon mal aufgefallen, dass jemand, der die Pocken einmal hatte, sie nicht noch mal bekam. So ist man dann auf die Idee mit dem Impfen gekommen. Man steckte die Menschen mit einer leichten Form der Pocken absichtlich an. Sie wurden zwar etwas krank, waren danach aber gegen die schlimmen Formen der Pocken dafür auch geschützt. Das klappte aber nicht immer so richtig gut, denn öfters starb dummerweise doch der eine oder andere Patient. Da hatten die Eltern natürlich wenig Lust, ihre Kinder impfen zu lassen.

Die Erfindung der Kuhisierung

In England machte der Landarzt Edward Jenner dazu eine sehr praktische Entdeckung: Es gab auch Kuh-Pocken, mit denen sich Menschen anstecken konnten, ohne selbst krank zu werden. Und der Clou: Die Melkerinnen, die mal die Kuh-Pocken hatten, steckten sich danach nie mit den Menschen-Pocken an. So kam

---

[9] Wenn du's genau wissen willst: Mozart hat von 1756 bis 1791 gelebt. Ich wette, mit diesem sonst eher mal überflüssigen Wissen könntest du irgendwann vielleicht die 1-Millionen-Euro-Frage in einem Fernsehquizz gewinnen!

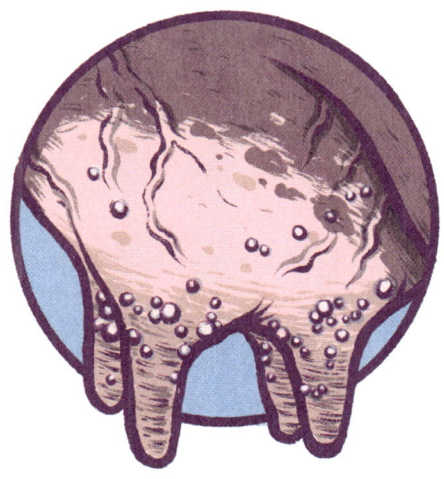

Auch darum konnten die Spanier und Engländer in so kurzer Zeit praktisch den ganzen Kontinent erobern. Für das Immunsystem der Ureinwohner waren Krankheiten wie die Pocken oder Grippe vollkommen unbekannt. Sie starben zu Tausenden und Abertausenden und das passte den europäischen Eroberern wahrscheinlich ziemlich gut in den Kram.

Und heute so?

Bis heute gibt es kein bekanntes Heilmittel gegen Pocken. Aber wegen einer weltweiten Impfpflicht ist die Krankheit jetzt ja auch ausgestorben, darum ist das wohl nicht so schlimm. Wenigstens solange nicht irgendein Verrückter einen Terroranschlag mit Pockenviren begeht. Aber an die kommt man nicht so leicht heran. Offiziell werden nur noch in zwei Laboren auf der Welt tiefgefrorene Pockenviren aufbewahrt: in den USA und in Russland. Deshalb sollte es uns nie egal sein, wer in diesen Ländern an der Macht ist!

er 1796 auf die Idee, die Menschen mit dem Kuh-Virus zu impfen. Auf Englisch bedeutet Impfung übrigens deswegen *vaccination*. Das lateinische Wort für Kuh ist nämlich „Vacca". Auch damals war Lateinisch irgendwie die Arztsprache[10].

Während man schon bei ägyptischen Mumien feststellen konnte, dass einige an Pocken gestorben waren, gab es auf dem amerikanischen Kontinent die Pocken überhaupt nicht. Erst Kolumbus und andere Seefahrer brachten sie mit.

---

10 In anderen Teilen der Welt gab es tatsächlich schon ewige Jahre vorher so eine Art Impfung. In China zerrieb man wohl vor dreitausend Jahren den Eiter aus den Pusteln von Leuten, die nur an einer leichten Form der Pocken erkrankt waren und ließ es Kinder durch die Nase einatmen. In Indien oder im Osmanischen Reich (so in etwa Türkei) ritzte man die Haut ein und infizierte die Stellen mit solchen schwachen Pocken-Viren.

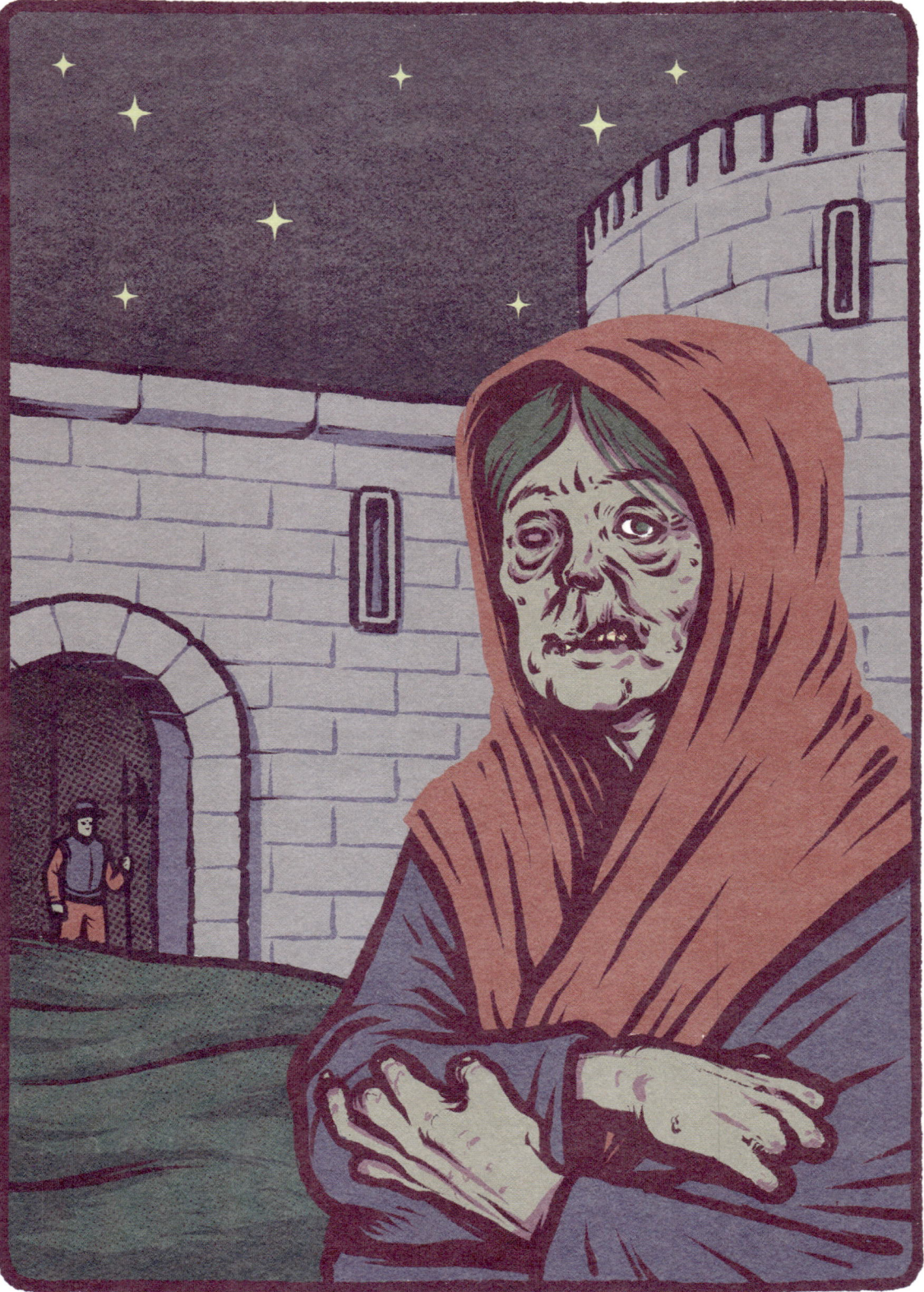

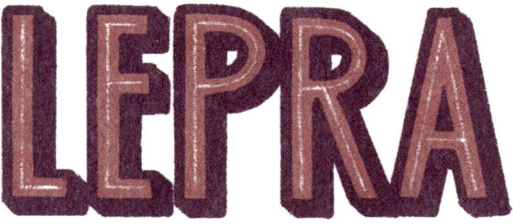

LEPRA

Wenn noch nicht mal die Witze richtig witzig sind

Als ich ein Kind war, waren Witze über Lepra voll in Mode. Dabei kannte niemand, den ich kannte, jemals jemanden, der die Krankheit hatte oder jemanden kannte, der sie gehabt hätte. Ich weiß gar nicht genau, woher wir überhaupt wussten, dass es Lepra gab, außer natürlich von den Witzen. Maximal hatten wir mal einen Leprakranken auf einem Plakat von einer Hilfsorganisation gesehen oder in den Nachrichten. Sie waren in Fetzen gehüllt, saßen bettelnd an der Straße und meist fehlten ihnen Finger, Zehen oder sogar die Nase. Dazu gab es eigentlich immer einen Spendenaufruf.

Statt Mitleid zu haben oder unser Taschengeld zu spenden, animierte uns das leider lediglich zu blöden Witzen über Lepra. Der klassische Lepra-Witz begann mit einer Frage, zum Beispiel *„Was machst du, wenn dir ein Leprakranker die Hand gibt?"* Dann wartete man kurz, bis der andere *„Keine Ahnung"* gesagt hatte, um dann die Antwort anzuschließen: *„Du gibst sie ihm zurück."* Da alle Kinder zu dieser Zeit Lepra-Witze kannten, wurde normalerweise gleich mit einem anderen Witz gekontert: *„Was macht ein Leprakranker auf einer Party? Er tanzt, bis die Fetzen fliegen",* oder *„Was macht ein Lepra-Kranker im Urlaub? Er legt sich auf die faule Haut!".*

Rückblickend finde ich diese Scherze nicht besonders abwechslungsreich, aber damals konnten wir nicht genug davon bekommen. *„Was macht ein Lepra-Kranker in der Disco? Gucken, was abgeht." „Was macht ein Leprakranker, wenn er eine schöne Frau sieht? Er wirft ein Auge auf sie."* Brüllkomisch fand ich persönlich den Witz *„Was sagt ein Leprakranker, wenn man ihn nach dem Weg fragt?"* – und dann musste man eine Handbewegung machen, als würde man sich die eigene Nase aus dem Gesicht nehmen und sie in eine bestimmte Richtung werfen mit den Worten *„Immer der Nase nach".*

Meine Eltern fanden diese Witze überhaupt nicht komisch, und heute weiß ich auch, warum. Lepra ist eine schlimme Krankheit. Sie zählt wahrscheinlich zu den ältesten Krankheiten der Weltgeschichte. Sogar in der Bibel wird sie schon erwähnt. Interessant ist, dass damals die Menschen wohl ungefähr genau so wenig Mitleid mit den Kranken hatten wie ich als Kind. Man erzählte wahrscheinlich keine blöden Witze, aber sie wurden „Aussätzige" genannt und wortwörtlich ausgesetzt. Wenn einer die Diagnose Lepra bekam, dann war er komplett am Arsch, ob er es nun wirklich hatte oder nicht. Viele „Aussätzige" hatten wahrscheinlich nur irgendwelche anderen Hautkrankheiten wie Schuppenflechte oder so, was null ansteckend ist.

Von Gott und der Welt verlassen

Übrigens beurteilte nicht etwa ein Arzt, ob jemand mit Lepra infiziert war, sondern ein Geistlicher – also ein Kirchenheini. Man glaubte nämlich, dass die Krankheit eine Strafe Gottes war. Wer sie hatte, war ein Sünder und wurde vor die Stadtmauern verbannt, wo er von da an für den Rest seines Lebens büßen und beten sollte. Er musste sich in Lumpen hüllen und mit verfilzten, langen Haaren herumlaufen, und wenn er sich zum Betteln anderen Menschen näherte, musste er mit einer Rassel oder Glocke Alarm schlagen und laut die Worte „unrein, unrein" rufen. Ein Aussätziger durfte nicht mehr arbeiten, niemanden mehr berühren oder normal ansprechen, um die gesunden Menschen vor sich zu schützen.

Für mich erscheint das komplett unlogisch: Wenn man dachte, dass Lepra eine Strafe Gottes war, wieso hatten die Menschen dann Angst, sich anzustecken? Das Krasse ist, dass man heute nicht nur weiß, dass Lepra natürlich keine Gottesstrafe ist, sondern auch, dass sie von einem Bakterium übertragen wird, das nur ganz schwach ansteckend ist [11]. Es vermehrt sich nur langsam. Wahrscheinlich hat es deswegen in Europa eigentlich nie so richtig viele Leprakranke gegeben. Die

---

11 Das Bakterium trägt den schwer auszusprechenden Namen Mycobacterium leprae (klingt wie Leprä).

Inkubationszeit – also die Zeit zwischen Ansteckung und Ausbruch der Krankheit – dauert Monate oder sogar Jahre.

Lepra ist eine chronische Krankheit. Das bedeutet, dass sie langsam verläuft und sehr lange andauert. Mit Lepra kann man viele Jahre leben. Das Lepra-Bakterium befällt besonders die Haut und die Nervenzellen. Die ersten Anzeichen sind dunkle oder helle, schuppige Stellen auf der Haut. Die Infizierten bekommen taube Hände und Füße, weil die Nerven kaputtgehen. Deswegen verletzen sie sich häufig. Schmerz ist ein megawichtiges Signal vom Körper. Wenn du dir beim Brotschneiden in den Finger schneidest, merkst du das sofort und lässt das Messer fallen. Dem Leprakranken fällt das dagegen wahrscheinlich erst auf, wenn er Blut sieht oder da plötzlich sein Finger auf dem Brettchen liegt. Auch beim Heilungsprozess spielen Schmerzen eine wichtige Rolle: Weil uns der Finger wehtut, schonen wir ihn automatisch und fassen nichts mit der kaputten Hand an. Und wenn wir eine Entzündung in eine Wunde bekommen, merken wir das dadurch, dass es deutlich mehr schmerzt.

Es ist kaum vorstellbar, aber wenn Leprakranke ihre Finger und Zehen – manchmal auch ganze Gliedmaßen – „verlieren", dann liegt das genau daran, dass ihnen der Schmerz fehlt. Sie haben ständig Wunden, die sich entzünden und nicht abheilen. Dadurch sterben die Finger und Zehen Stück für Stück immer weiter ab und ihre Hände und Füße verwachsen zu völlig verstümmelten Klumpen, die am Ende gar nicht mehr wie Hände und Füße aussehen. Irgendwann kommen schwere Lähmungen dazu, die Bakterien befallen später auch die Knochen und die Organe und die armen Menschen haben am ganzen Körper Geschwüre. Trotzdem sterben die Leprakranke in der Regel nicht an Lepra, sondern an irgendeiner anderen Infektion, die das geschwächte Immunsystem dann nicht mehr abwehren kann.

Mir kommt es so gemein vor, dass man Menschen mit so einer Kack- Krankheit über viele Jahrhunderte lang auch noch zusätzlich bestraft hat, indem man sie davonjagte, statt sich um sie zu kümmern.

Das fiel im Mittelalter einigen Menschen zum Glück auch mal auf. Deshalb haben sie für die bettelnden Leprakranken vor den Stadttoren extra Heime gebaut, die sie „Leprosorien" nannten. Dort durften sie leben und wurden von der Kirche mit Spenden versorgt.

Manche Forscher vermuten, dass es den Leprakranken dort gar nicht so schlecht ging, sodass andere sehr arme Menschen versuchten, auch dort unterzukommen, indem sie nur so taten, als hätten sie Lepra. Mir kommt das recht unwahrscheinlich vor, denn die Leprakranken waren von der Gesellschaft so krass ausgestoßen, dass man sie sogar als „lebende Tote" bezeichnete. Hätte es damals schon Fernsehen gegeben, hätten sie die Zombies gespielt.

Der schlechteste Witz: die „Heilmethoden"

In die Lepraheime kamen auch ab und zu mal Ärzte, aber aus jetziger Sicht klingen die Therapien so abenteuerlich, dass man damals vielleicht ohne Arzt sogar besser dran war als mit Arzt. Man glaubte in der Medizin nämlich lange Zeit an die sogenannte Signaturenlehre. Dabei dachte man, dass man ein krankes Organ oder Körperteil mit etwas aus der Natur heilen könnte, das ihm ähnlich sah. Demnach wurden die Nieren mit Bohnen behandelt und das Gehirn mit Walnüssen, einfach wegen der ähnlichen Form. Und das ist kein Scherz! Gegen Lepra setzte man zum Beispiel Schlangenfleisch oder irgendwelche Schlingpflanzen ein, wegen der schuppigen Lepra-Haut, nach dem Motto: Eine Schlange ist ja auch schuppig. Von der Lepra geheilt wurde so auf jeden Fall nie einer.

Zwischendurch, gegen Ende des 16. Jahrhunderts, war die Lepra in Europa fast ganz verschwunden. Manche Wissenschaftler glauben, es kommt daher, dass fast alle Leprakranken durch ihr geschwächtes Abwehrsystem an den anderen Seuchen wie Pest und Cholera gestorben sind. Andere vermuten, dass diejenigen, die damals die extrem weitverbreitete Krankheit Tuberkulose überlebt hatten, möglicherweise dadurch auch resistent gegen Lepra geworden waren, da die Erreger einige Ähnlichkeiten haben.

Erst als ein wirksames Antibiotikum da war, kriegte man die Krankheit einigermaßen in den Griff. Als heilbar gilt sie erst seit den achtziger Jahren des vorigen

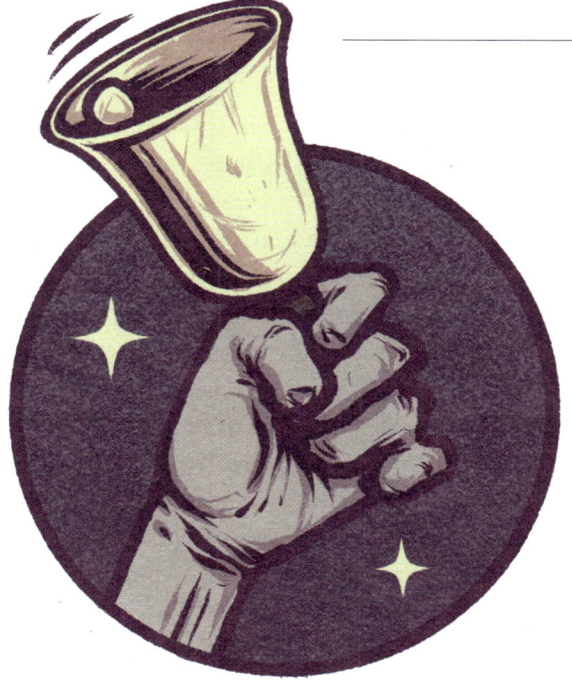

Jahrhunderts[12]. Aber bis heute gibt die Krankheit den Forschern viele Rätsel auf. Leider kann man das Bakterium nicht im Labor züchten, sondern nur in lebenden Organismen. Lange Zeit fand man überhaupt keine Tiere, in denen sich die Lepraerreger vermehrten. Darum hat man die Versuche zuerst einfach an Menschen gemacht. Auch an welchen, die das definitiv NICHT wollten! Mittlerweile züchtet man das Lepra-Bakterium in Gürteltieren. Die armen Gürteltiere! Aber wenn Menschen an Lepra sterben, ist das auch nicht grad besser. Zur Entwicklung von neuen Medikamenten sind Tierversuche leider immer noch notwendig – ätzend, aber wahr.

12 Vielleicht kannst du mit „Achtziger Jahre des vorigen Jahrhunderts" nicht viel anfangen. Es klingt zwar wie „laaaange her", ist aber wahrscheinlich die Zeit, in der deine Eltern geboren wurden oder in der sie als Kinder topaktuelle Bands wie *Modern Talking* oder die Ärzte hörten.

Und heute so?

Früher wie heute sind Armut und schlechte Lebensverhältnisse der Hauptgrund für Ansteckung mit Lepra. Wer ein gutes Abwehrsystem hat, steckt sich in der Regel überhaupt nicht an, dazu müsste er oder sie schon jahrelang engen Kontakt mit Kranken haben. In vielen Ländern der Welt aber hungern die Menschen immer noch und sind medizinisch nicht gut versorgt. Besonders in Teilen Indiens und Brasiliens stecken sich jedes Jahr viele Menschen mit Lepra an. Es gibt weltweit etwa 200.000 neue Fälle. Und das Schreckliche ist: Auch heute noch ist der Aberglauben verbreitet, dass Lepra etwas mit Sünde und Unreinheit zu tun hat, auch heute noch werden Leprakranke von der Gesellschaft ausgestoßen. Oft verheimlichen sie deshalb die ersten Krankheitsanzeichen, und die Familien verstecken die Kranken zu Hause, damit sie nicht fortgejagt werden.

Das hilft den Betroffenen leider wenig. Lepra ist zwar heilbar, aber nur, wenn sie im Frühstadium behandelt wird! Es wäre ganz wichtig, dass man aufhört, die Krankheit zu verteufeln und zu verstecken. Und wahrscheinlich sollte man auch keine blöden Witze darüber machen [13].

Übrigens lebt der Lepraerreger auch bei uns in Europa immer noch. Zwar nicht in Menschen, aber auf den britischen Inseln gibt es aussätzige Eichhörnchen! In ihnen findet man denselben Bakterienstamm wie an 1500 Jahre alten Skeletten auf Friedhöfen in England. Die Leute haben damals Eichhörnchen gegessen und ihre Felle genutzt und sich wahrscheinlich dadurch angesteckt. Nur in diesem Fall – also für das Schlachten ultraniedlicher Eichhörnchen – fände ich die Lepra inklusive blöder Witze übrigens durchaus doch eine gerechte Strafe!

---

13 Ich glaube, ich werde etwas von dem Geld, das ich mit diesem Buch verdiene, an eine Hilfsorganisation spenden. Zum Beispiel an die Deutsche Lepra- und Tuberkulosehilfe. Sie heißt abgekürzt DAHW. Der aufmerksame Leser wundert sich: Was haben diese Buchstaben denn mit dem Namen zu tun? Die Antwort lautet: rein gar nix! Sie stammen von 1957, als der Verein unter dem Namen „Deutsches Aussätzigen-Hilfswerk" gegründet wurde.

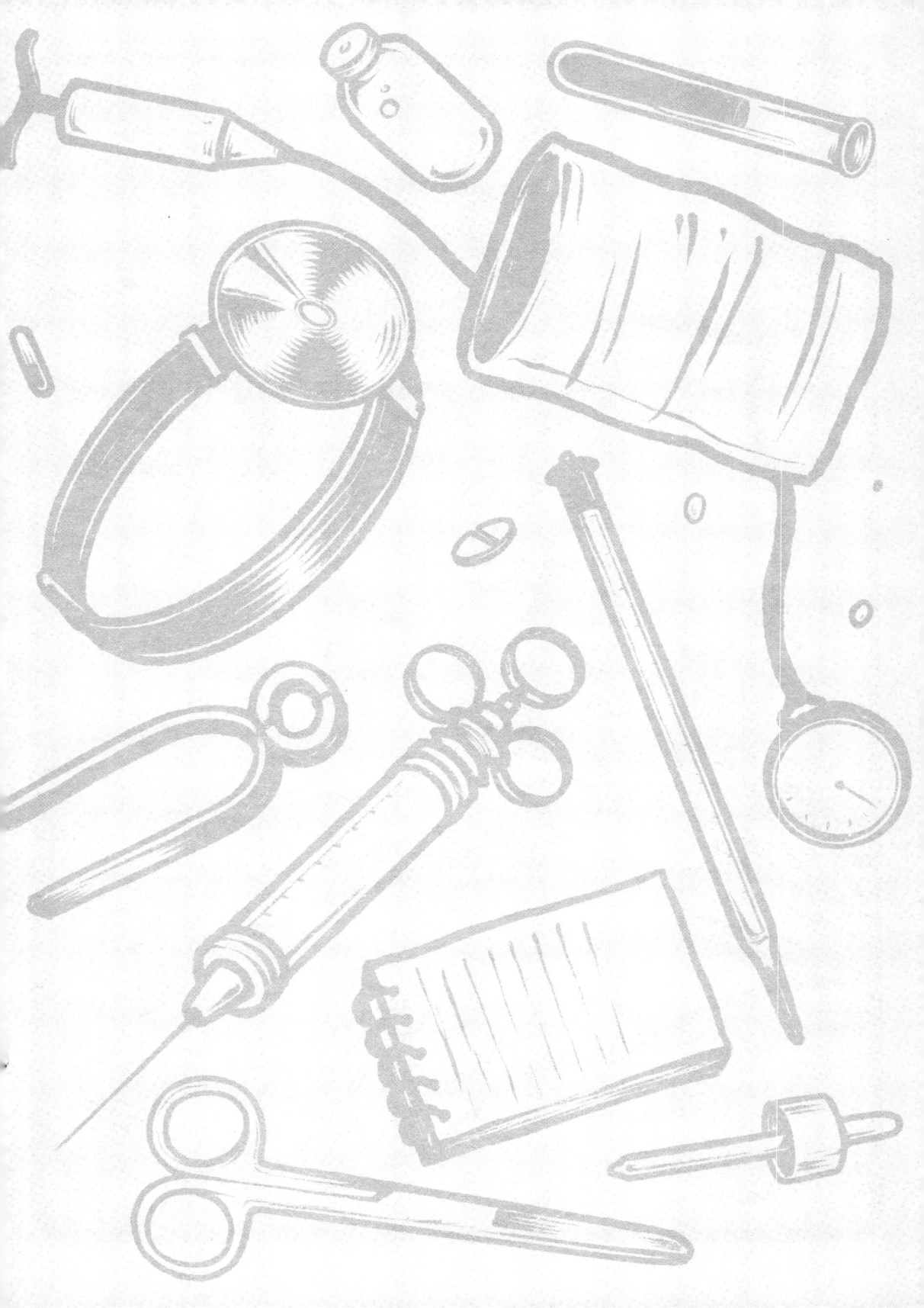

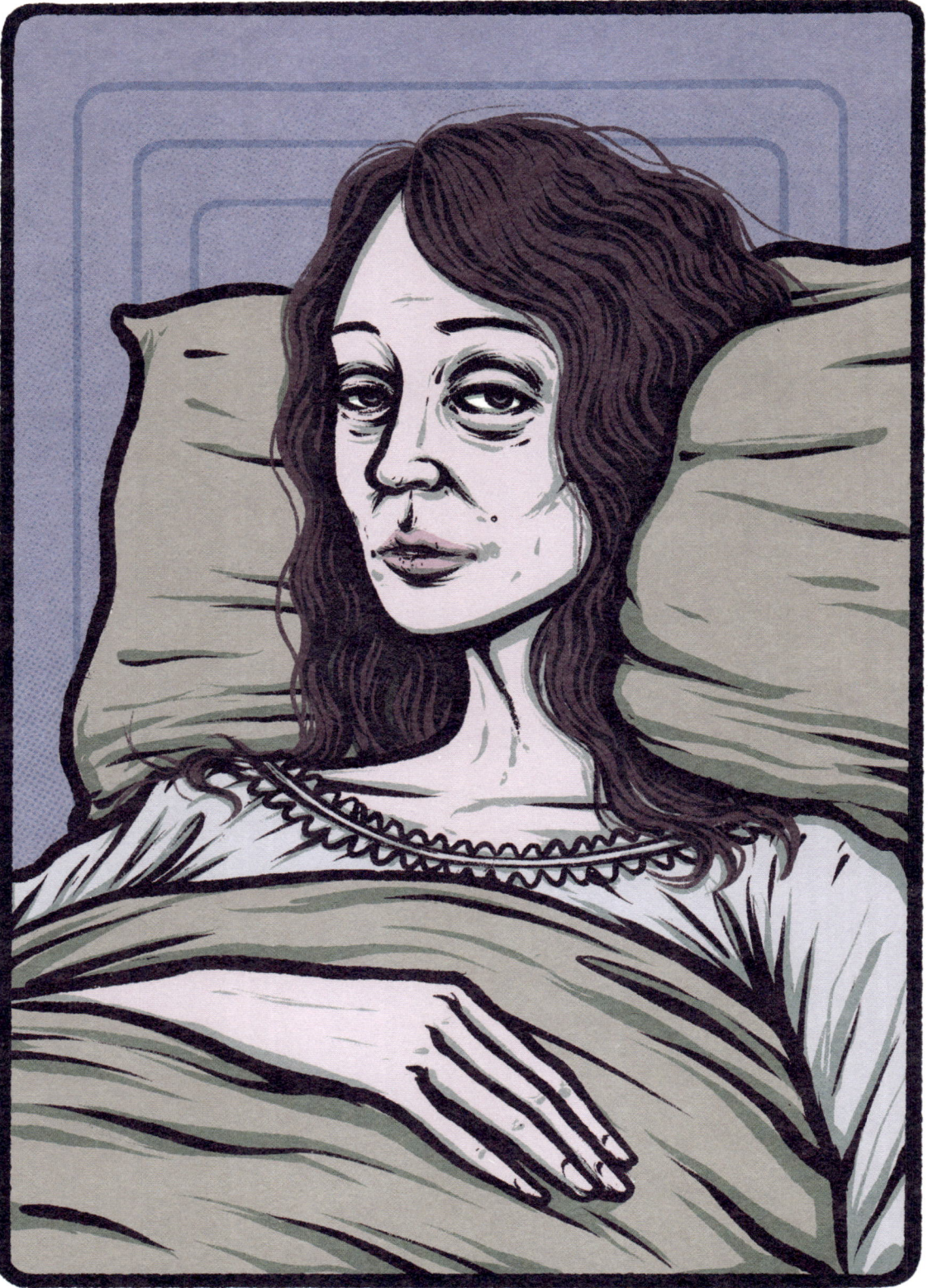

TUBERKULOSE

Der versteckte Feind im Körper

Jetzt kommen wir zum ersten Platz der tödlichen Infektionskrankheiten von heute: Es ist die Tuberkulose! Vielleicht hast du noch nie davon gehört, aber während du diesen Satz hier liest, leiden über zehn Millionen Menschen auf der Erde daran. Jedes Jahr sterben etwa 1,7 Millionen [14]. Das sind ungefähr 4500 Menschen pro Tag! Aber weil das ziemlich weit weg von uns passiert, scheint uns das nicht so sehr zu kratzen. In Deutschland machen nur etwa hundert Leute pro Jahr ihren Abgang aufgrund einer Tuberkulose-Infektion.

Das ist aber noch gar nicht lange so! Meine eigene Großmutter hatte Tuberkulose, genau wie viele andere Menschen in der schlimmen Nachkriegszeit. Deswegen hatte meine Oma am Rücken so ein komisches Loch, wo die Haut tief nach innen einfiel: Man hatte ihr nämlich die halbe Lunge rausnehmen müssen. Um da überhaupt ranzukommen, mussten auch gleich mehrere Rippen weg. Sie war über fünf Jahre lang im Krankenhaus und mein Papa musste in der Zeit im Kinderheim leben. Ganz schön schlimm.

Das Tuberkulose-Bakterium ist ein Verwandter vom Lepra-Bakterium. Es hat auch so eine besonders feste Schutzhülle, vermehrt sich allerdings etwas schneller und wird auch über Tiere oder unbehandelte Milch übertragen.

---

[14] Achtung an alle Besserwisser! Bitte nicht irgendwo behaupten, dass Tuberkulose die Krankheit ist, an der die meisten Menschen auf der Welt sterben. Es geht hier nur um *Infektions*krankheiten, also solche, mit denen man sich anstecken kann. An Krebs sterben noch viel mehr, und zwar um die zehn Millionen Menschen im Jahr. Ganz oben auf der Liste der weltweiten Todesursachen stehen übrigens Herzinfarkt und Schlaganfall – wo kleine Blutpfropfen machen, dass das Gehirn oder das Herz nicht genug Sauerstoff bekommt.

Außerdem hat es die blöde Eigenschaft, sich ständig zu verändern: Es mutiert.

Die Ansteckung erfolgt meistens durch die Luft, indem man die fiesen kleinen Tuberkulose-Erreger einatmet, die andere Leute vorher fleißig ausgehustet haben. Es genügen schon ein bis drei Bakterien, um sich anzustecken. Die werden dann in der Lunge meist von unserer großartigen Körperabwehr entdeckt und die sogenannten Fresszellen nehmen sie in ihr Inneres auf. Dort sollten sie jetzt eigentlich abgetötet werden. Aber durch irgendeinen fiesen Trick des Bakteriums gelingt das nicht. Es versteckt sich praktisch in unseren eigenen Abwehrzellen vor unserem Abwehrsystem. Der Erreger wird dann – bei gut funktionierendem Immunsystem – durch einen ganzen Wall von Fresszellen abgekapselt, sodass er erst mal nix weiter anrichten kann. Er schlummert nun jahrelang und wartet auf bessere Zeiten, um ausbrechen zu können. Für uns wären das aber natürlich schlechtere Zeiten.

Schätzungsweise trägt jeder vierte Mensch auf der Erde den Tbc-Erreger in sich! Wenn man immer wieder Tuberkulose-Bakterien einatmet, können in der Lunge ganz viele solcher kleinen abgekapselten Knötchen entstehen. Man nennt sie übrigens Tuberkel – ein sehr schönes Wort, finde ich. Sie verkalken irgendwann, bleiben aber auf dem Röntgenbild immer sichtbar.

Mit solchen Tuberkeln in der Lunge ist man zwar angesteckt, aber nicht etwa krank. Man nennt das eine „geschlossene" Tuberkulose. Nur bei fünf bis zehn Prozent der Infizierten bricht die Krankheit eines Tages wirklich aus und vermehrt sich im Körper. In der Regel in der Lunge. Erst jetzt kann man andere Menschen anstecken. Man bekommt Fieber, schwitzt nachts das Bett so nass, als hätte man einen Eimer Wasser darin ausgeschüttet, und hat wochenlang Husten. Nun ist es eine „offene" Tuberkulose.

Die Tuberkulose ist wahrscheinlich so alt wie der Mensch selber, aber erst in der Zeit, als richtig viele Menschen begannen in Städten eng zusammenzuleben, kam es zu den ganz großen Ausbrüchen in Europa. Noch im Jahr 1880 starb jeder zweite junge Mann in Deutschland an dieser Krankheit! Das kann man sich gar nicht vorstellen.

Etwa zu dieser Zeit entdeckte Robert Koch zum Glück ENDLICH dieses miese *Mycobacterium-tuberculosis*, was ihn

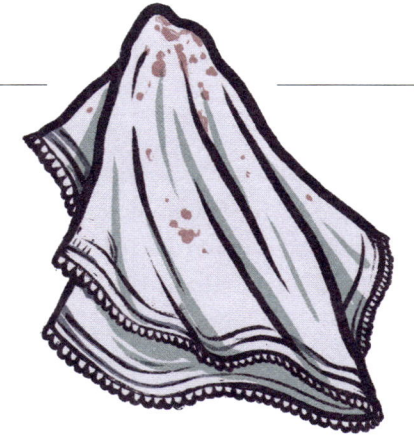

weltberühmt machte. Endlich beweisen zu können, dass und wie Krankheiten übertragen werden, war eine gigantische Revolution für die Medizin, so wie die Erfindung der Elektrizität für die Technik (die übrigens ungefähr zur gleichen Zeit stattfand) oder die Erfindung des Internets für dich (das war aber erst hundert Jahre später). Trotzdem hat es nach Robert Kochs Entdeckung noch viele Jahre gedauert, bis wirksame Medikamente gegen Tuberkulose zu haben waren, nämlich Antibiotika.

Schöner sterben mit Tuberkulose!

Bis dahin musste jeder Zweite mit einer offenen Tuberkulose sterben. Die Menschen starben keinen schnellen Tod, im Gegenteil. Sie magerten ab, wurden immer schwächer, husteten fleißig Bakterien durch die Luft und Blut in ihre Taschentücher. Über Jahre schwanden die Kranken regelrecht dahin. Deswegen wurde die Krankheit früher Schwindsucht genannt, oder auch „Weiße Pest", weil die Leute so megablass aussahen. Die Ärzte hatten damals keinen Plan, wie man die Tuberkulose heilen konnte. Gerne wurde dann der beliebte Aderlass gemacht, der die Kranken aber nur noch mehr schwächte. Weil es in der Schweiz und anderen Bergregionen deutlich weniger Erkrankte gab, dachte man, eine Luftkur könnte Schwindsüchtige heilen. Dafür wurden eine ganze Reihe Sanatorien in schönen Höhenlagen gegründet, wo die Patientinnen und Patienten über Monate stundenlang draußen in der gesunden Höhenluft eine „Liegekur" machten. Dazu gab es gutes Essen und eine Menge Alkohol. Das war natürlich nur etwas für ganz reiche Leute. Und geheilt wurden sie dadurch auch nicht.

Das war eine Phase, in der die Schwindsucht irgendwie als schöne und vornehme Krankheit galt. Damals fand man so abgemagerte, blasse, dauerhaft hüstelnde Frauen und Männer sogar hübsch! Wie behämmert ist das denn bitte?! Man stellte sich auch vor, Tuberkulose würde die Kreativität besonders fördern. Tatsächlich hatten viele berühmte Schriftsteller und andere Künstlerinnen die

Krankheit¹⁵. Ich persönlich verzichte lieber auf diese zusätzliche Kreativität. Seit ich weiß, dass sogar im Sterben zu liegen schon mal trendy war, bin ich Modeerscheinungen gegenüber jetzt noch skeptischer als ohnehin schon!

Als man aber begriff, dass Tuberkulose ansteckend ist, wurde sie ganz schnell zur Krankheit der Armen und Asozialen erklärt. Die Kranken wurden nun zwangsweise in abgelegene Krankenhäuser gebracht und eher wie Gefangene gehalten als wie Patienten. Erst durch die verbesserten Lebensbedingungen und ein funktionierendes Gesundheitssystem bekam man die Tuberkuloseausbrüche in der westlichen Welt in den Griff. Nach dem Zweiten Weltkrieg begann man zum Beispiel in Deutschland damit, möglichst alle Leute zu röntgen, um früh herauszufinden, wer infiziert war. Meine Eltern mussten in ihrer Schulzeit regelmäßig zu solchen „Röntgenreihenuntersuchungen", was sie super fanden, weil dann die Schule ausfiel.

Seit dann auch noch passende Antibiotika gefunden wurden, spielt Tuberkulose in reichen Ländern keine große Rolle mehr. Allerdings lässt sich Tuberkulose bis heute nicht so einfach mit der Einnahme von ein paar Tabletten heilen. Es muss über viele Monate gleich ein ganzer Antibiotika-Cocktail eingenommen werden. Und weil das Tuberkulose-Bakterium sich so schnell verändert, bilden sich immer neue Erreger, gegen die die Medikamente nicht mehr helfen. Und das kann auch für uns RICHTIG gefährlich werden. Fachleute warnen daher seit vielen Jahren vor einer Tuberkulose-Pandemie.

Um diese Krankheit endlich zu besiegen, bräuchten wir also endlich bessere Lebensbedingungen weltweit sowie die Erforschung neuer Antibiotika oder eines Impfstoffes. Davon sind wir leider weit entfernt. Wenn du also demnächst mal in den Nachrichten hörst „Die Tuberkulose kehrt zurück", dann glaube das nicht: Sie war nämlich niemals verschwunden!

---

15 Zum Beispiel Friedrich Schiller, Franz Kafka oder die Brontë Schwestern. Wenn du dir jetzt denkst, „Hä, die Leute sind berühmt? Hab ich noch nie gehört!" – Keine Panik, früher oder später im Leben begegnen sie dir alle wieder. Ich würde mich allerdings nicht wundern, wenn diese Namen im Deutschunterricht auftauchen, dass du dann wieder denkst: „Hä, die Leute sind berühmt? Hab ich noch nie gehört!" Wenn du dann aber das Wort *Schwindsucht* liest, dann bitte wenigstens an dieses Buch erinnern!

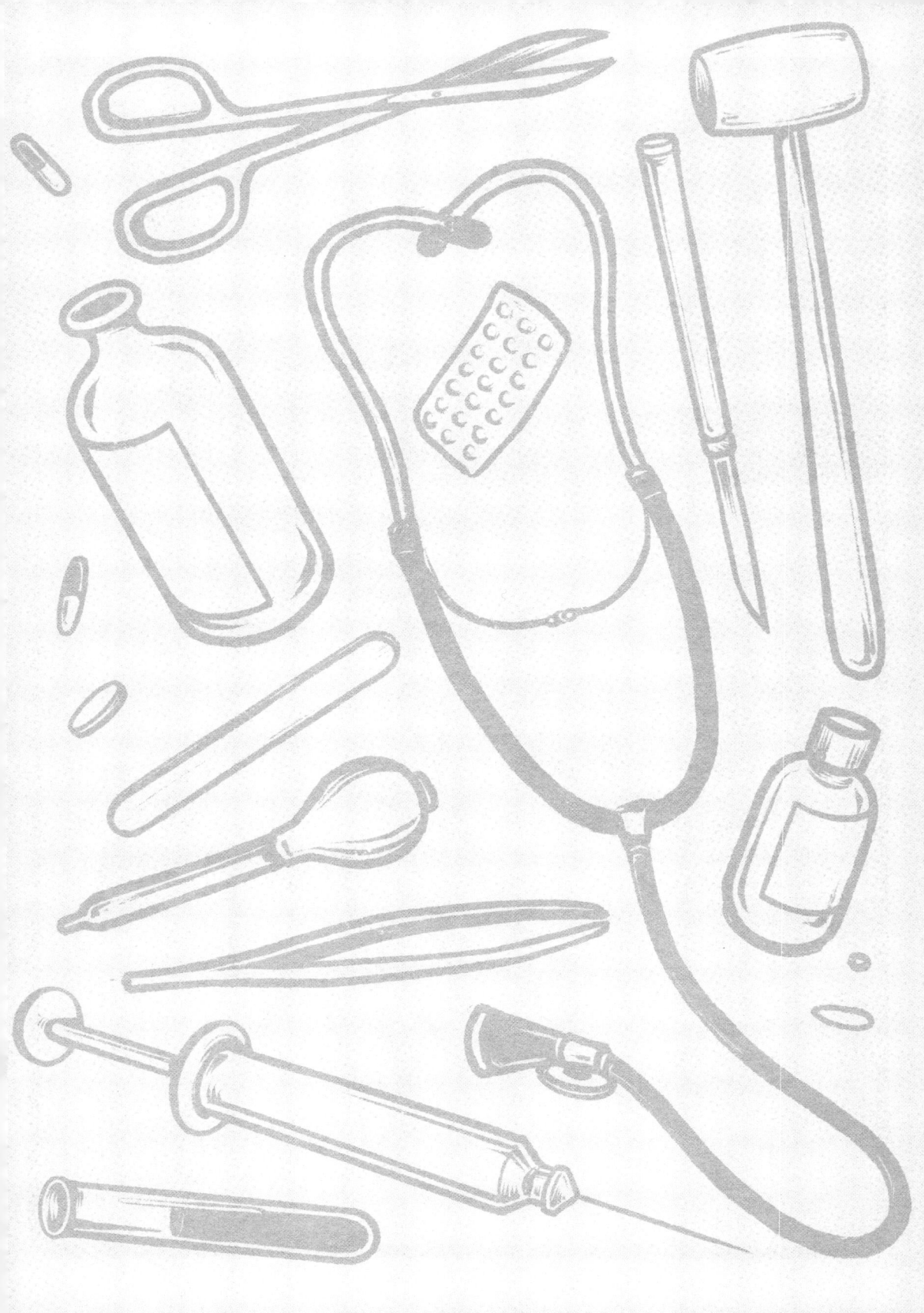

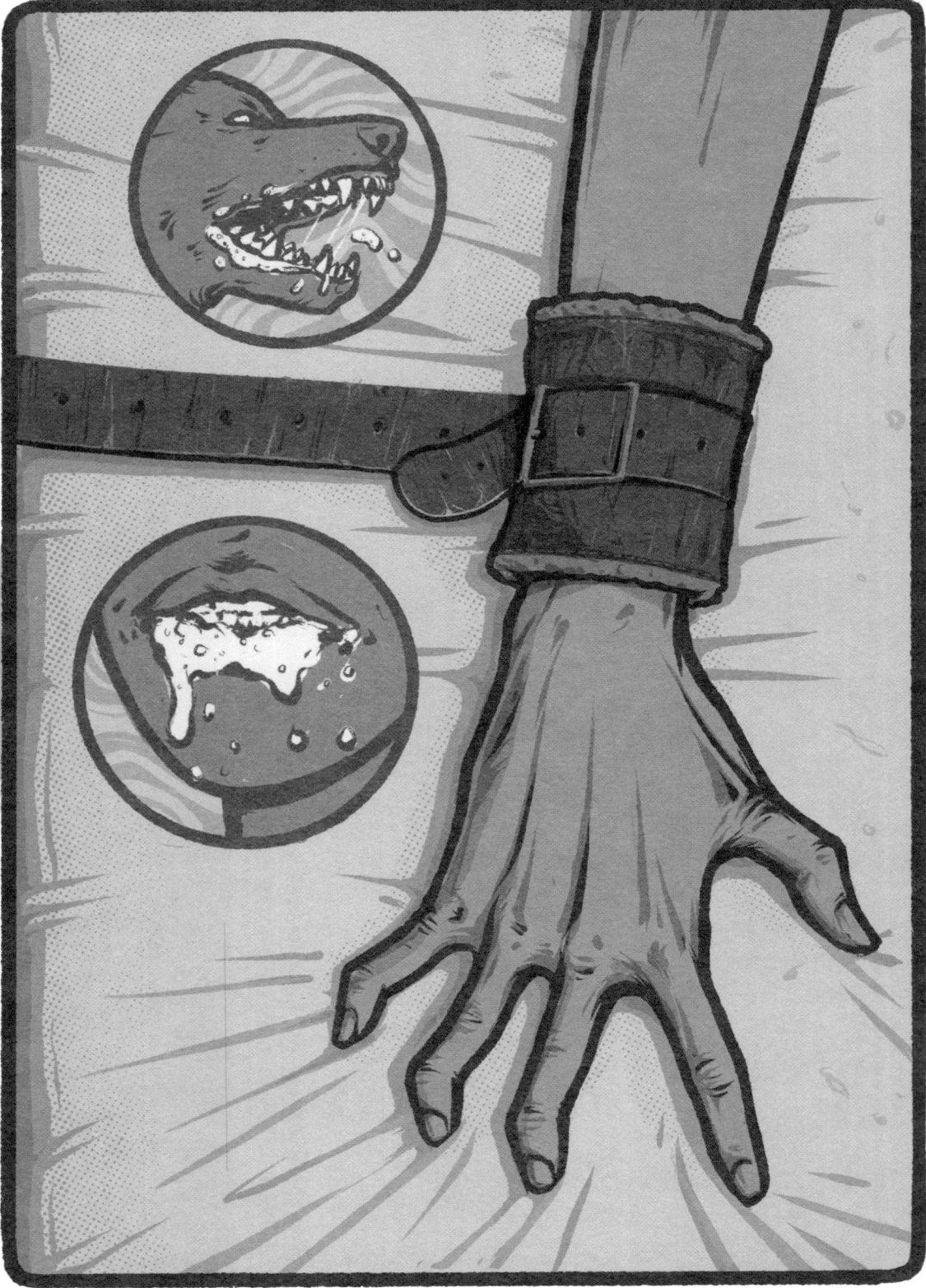

TOLLWUT

Von Werwölfen und Vampiren

Eine Krankheit, die jeder kennt, obwohl sie bei uns wirklich nur noch super mega selten vorkommt, ist die Tollwut. Die Tollwut wird vom Tier auf den Menschen übertragen [16]. Den Namen Tollwut finde ich irgendwie merkwürdig. Toll ist Tollwut nämlich DEFINITIV nicht! Es gibt nur einen einzigen bewiesenen Fall auf der Welt, in dem ein Mensch die Tollwut überlebt hat, der NICHT geimpft war. Sonst sind alle, alle, die es jemals bekommen haben, abgekratzt! Die Krankheit heißt so, weil das Wort „toll" nämlich früher gar keine positive Bedeutung hatte. Es hieß nicht etwa *supi, echt nett* oder *geile Scheiße*, sondern so was wie *wild, wahnsinnig* und *geistesgestört*.

Die Tollwut überträgt sich von kranken Tieren durch Bisse auf Menschen. Viele Wildtiere in Europa hatten früher Tollwut, vor allem Füchse. Die Tollwut macht megaaggressiv und führt dazu, dass erkrankte Tiere viele andere Tiere angreifen und so auch anstecken. Auch Haushunde werden natürlich manchmal gebissen, und die gehen dann wiederum auf Menschen los. Durch den Speichel (anderes Wort für Spucke) des kranken Tieres gelangt das sogenannte *Rabiesvirus* in den Körper des Menschen. Es wandert über unsere Nervenbahnen bis ins Gehirn und löst dort ein paar Monate später eine definitiv unheilbare Gehirnentzündung aus.

Ich stell mir Sterben natürlich ohnehin nicht schön vor, aber an Tollwut zu sterben muss so ziemlich das Schrecklichste sein, was einem passieren kann. Die Personen bekommen urplötzlich Zustände von rasender Angst und Verwirrung.

---

[16] Wieder etwas für die Oberschlaumeier unter euch: Solche Krankheiten, die Menschen UND Tiere bekommen können, nennt man Zoonosen.

Sie können nicht mehr schlafen, sind unvorstellbar zappelig, aggressiv und machen abnorme Dinge, an die sie sich später nicht erinnern können.

Du denkst vielleicht, „na ja, das klingt doch wie ich bei den Mathehausaufgaben"? Dann bedenke mal, dass deine Mutter dich in diesem Zustand wahrscheinlich nicht ans Bett fesseln muss, oder? Außerdem wird es noch schlimmer: Es kommt dann zu Lähmungen, besonders im Rachen – also hinten im Mund. Man kann dann nicht mehr richtig sprechen und – ganz, ganz ätzend – nicht mehr schlucken. Das Schlucken verursacht unglaubliche Schmerzen und Krämpfe, dazu kommt auch noch, dass der Körper viel mehr Speichel bildet. Den können die Kranken unmöglich schlucken, deswegen quillt ihnen die Spucke wie Schaum aus dem Mund. Ich schwör dir, dagegen sind alle Hausaufgaben – sogar Bruchrechnung – die allerschönste Sache der Welt!

Vielleicht hast du mal gehört, Tollwutkranke seien wasserscheu. Das klingt zwar bescheuert, aber sie haben wirklich „Hydrophobie" – also eine PANISCHE Angst vor Wasser. Weil das Schlucken die schlimmste Qual ist und man bei Wasser wohl zwangsweise auch ans Trinken denkt, rasten die Kranken schon beim Anblick von Wasser vollkommen aus. Ist die Krankheit einmal ausgebrochen, dauert dieser Horror ein bis zwei Wochen. Dann ist ENDE! Apropos Horror: Die Legenden von den Werwölfen kommen wahrscheinlich von der großen Angst, die Menschen jahrhundertelang vor der Tollwut hatten. Sie verwandelt ja Menschen tatsächlich irgendwie in Ungeheuer, allerdings nicht zwangsweise bei Vollmond und es wächst ihnen auch kein Fell.

Erfindungen, die die Welt verändern

Vielleicht erinnert sich noch jemand hier an den Arzt Robert Koch, der das Tuberkulose-Bakterium entdeckt hatte? Dieser Robert Koch hatte in Frankreich einen Chemiker-Kollegen, der mindestens genauso genial und berühmt war wie er. Der Typ hieß Louis Pasteur und forschte ebenfalls wie wild an Mikroorganismen – also Bakterien und Pilzen und so – herum. So ähnlich, wie Robert Koch mit seiner Entdeckung des Tuberkulose-Bakteriums für ganz viele Menschen der Retter war, so war es für die von Tollwut angesteckten Menschen

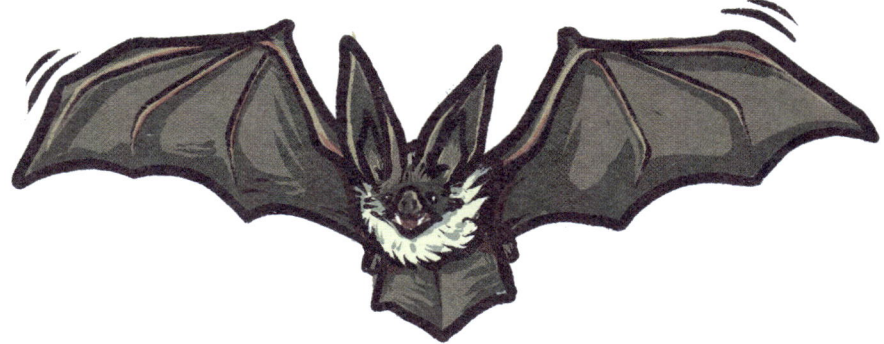

ein Riesenglück, dass es in Frankreich diesen Louis Pasteur gab. Leider hatten die beiden Männer einen fetten Zickenkrieg, weil sie ewig eifersüchtig waren auf die Entdeckungen des anderen.

Das war echt eine Wahnsinnszeit da zum Ende des 19. Jahrhunderts! Es wurden ja nicht nur die Bakterien entdeckt. Die Leute bekamen elektrisches Licht in die Häuser, das Auto wurde erfunden und viele andere Dinge, ohne die wir uns das Leben gar nicht vorstellen können, zum Beispiel die Klopapierrolle oder Coca-Cola! Und dieser Louis Pasteur hat 1885 zum ersten Mal einem Menschen das Leben gerettet, weil er eine Impfung gegen Tollwut erfunden hatte.[17]

Bitte nicht streicheln!

Das Geniale an der Tollwutimpfung ist, dass man auch NACH einem Biss noch geimpft werden kann. Das Virus benötigt nämlich Zeit, um bis zum Gehirn

---

[17] Genauer gesagt, war das am 6. Juli 1885. Der Junge war neun Jahre alt und hieß Joseph Meister. Das spielt zwar weiter keine Rolle, aber vielleicht hat der eine oder andere genauso viel Spaß an überflüssigem Wissen wie ich. Übrigens wurde Pasteur vorgeworfen, er hätte mit dem kleinen Jungen auch noch etwas mehr herumexperimentiert, als zu seiner Heilung nötig gewesen wäre. Und das hat wahrscheinlich auch gestimmt. Aber das war damals wohl gar nicht so unüblich. Auch Robert Koch hat in Afrika fleißig seine Medikamente an gefangenen Ureinwohnern getestet. Hat anscheinend damals niemanden groß interessiert.

zu wandern. Wenn man von einem Wildtier oder einem Hund gebissen wurde, der nicht ganz sicher gegen Tollwut geimpft ist, muss die Wunde gründlich ausgewaschen werden und SOFORT ab zum Arzt! Der kann dann eine nachträgliche Impfung durchführen und alles ist paletti.

Nur wer an sehr abgelegene Orte oder nach Asien oder Afrika reist, sollte dringend eine vorbeugende Tollwutimpfung machen. Deutschland gilt als tollwutfrei. Bei allen Hunden ist eine Tollwutimpfung Pflicht und man hat auch möglichst alle Wildtiere geimpft. Ihr fragt euch vielleicht, wie man das gemacht hat, weil Füchse ja wohl kaum mit einem Impfpass in der Pfote beim Arzt in der Schlange stehen? Man hat einfach mit Flugzeugen über Wäldern und Feldern sogenannte Impfbonbons abgeworfen. Das waren so eine Art Leckerlis mit Impfstoff drin, den die Füchse gefressen haben.

Trotzdem wird man immer vorsichtshalber geimpft, wenn man einen Biss von einem Wildtier bekommt. Es wird ja auch manchmal Tollwut eingeschleppt von Hunden aus dem Ausland. Auf jeden Fall sollte man niemals einen streunenden Hund oder Fuchs anfassen. Außerdem wird nicht jedes Tier, das Tollwut hat, wild und aggressiv. Manche sind auch besonders ruhig und wirken eher wie betäubt.

Und sonst so?

Übrigens können auch Fledermäuse Tollwut haben, und die Fledermaustollwut ist nicht weniger tödlich! Leider kann man nicht mit Impfstoff gefüllte Insekten im Wald aussetzen, um die Fledermäuse auch zu immunisieren wie die Füchse. Zum Glück beißen sie bei uns nie [18], außer sie haben extreme Angst. Deshalb darf man Fledermäuse niemals ohne Schutzhandschuhe berühren! Am besten lässt man die Finger ganz von ihnen und beobachtet diese tollen Tiere aus der Ferne. Ich meine übrigens jetzt *toll* im Sinne von *großartig* und nicht wie *völlig irre*, das ist schon klar, oder?

---

18 Auf dem amerikanischen Kontinent gibt es allerdings blutsaugende Fledermäuse, die auch Tollwut übertragen. Sie dürften die Vorlage für Graf Dracula und den Vampir-Kult sein.

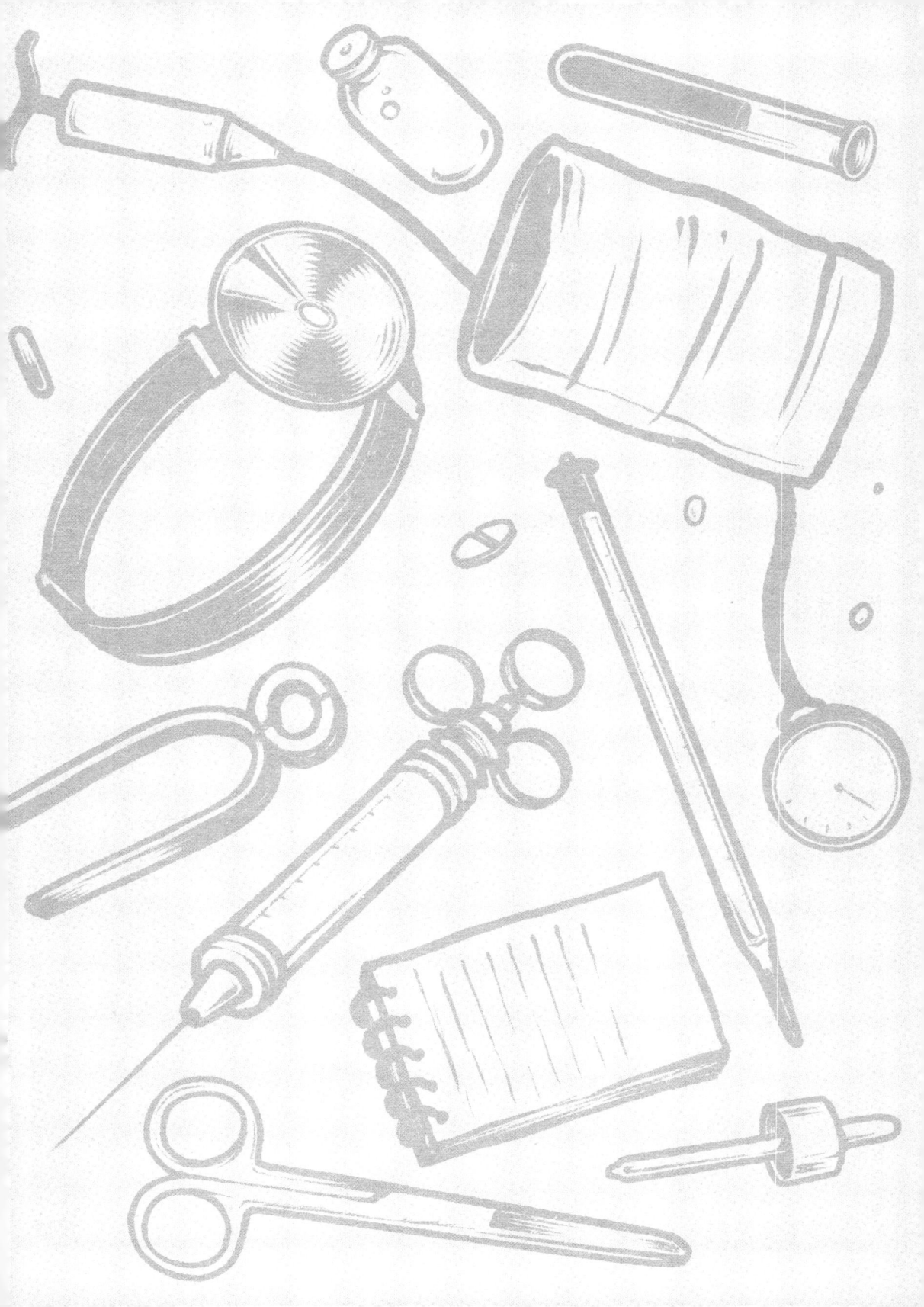

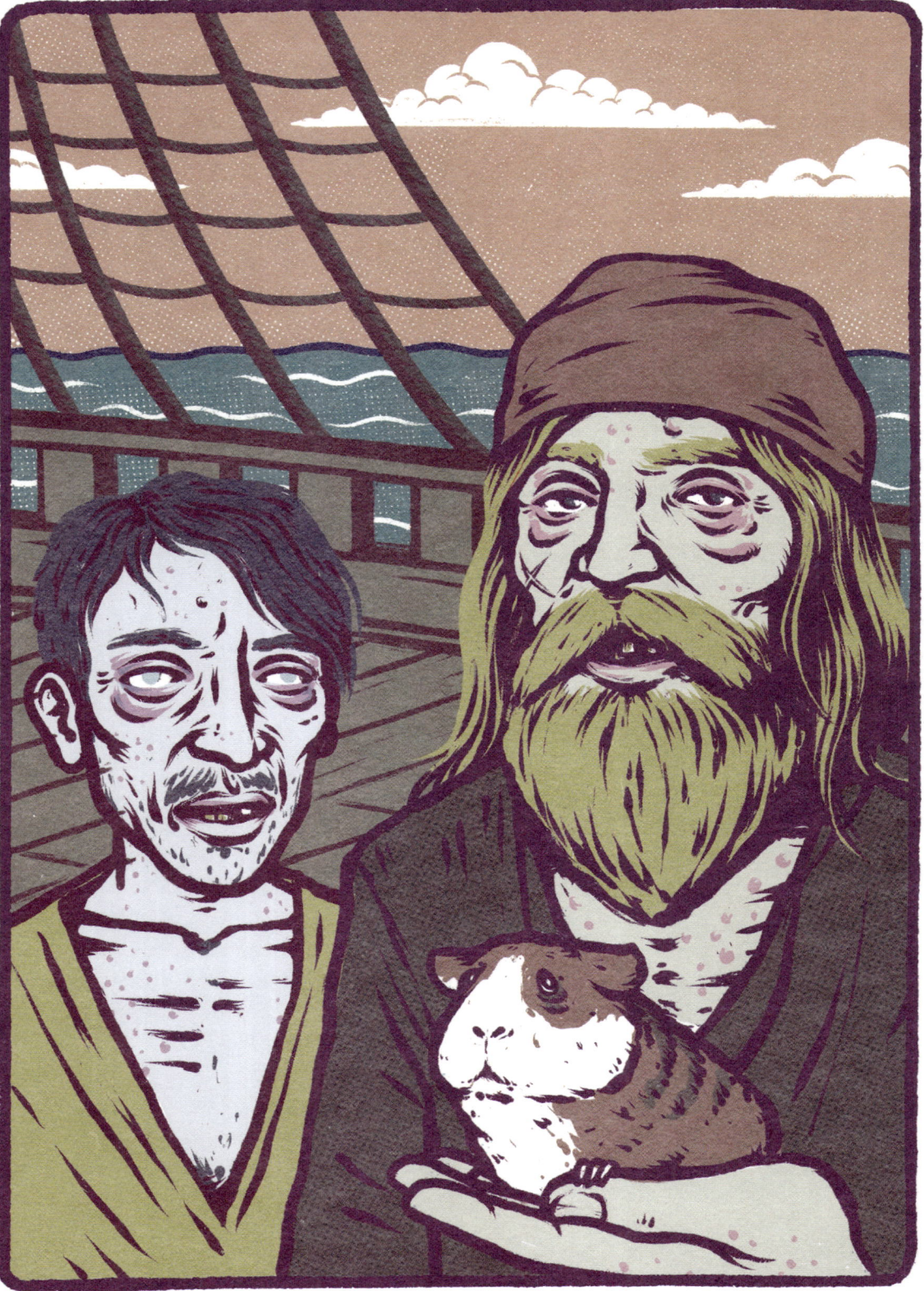

SKORBUT

Manchmal haben Mütter eben doch recht

Ist dir auch schon mal aufgefallen, dass deine Mutter dir seit JAHREN jeden Morgen Obst und Gemüse in die Brotdose stapelt, ganz egal ob du das willst oder nicht? Wahrscheinlich weißt du, warum sie das macht: wegen der gesunden Vitamine! Aber weshalb die so wichtig sind, das checkt eigentlich keiner so genau, nicht mal deine Eltern.

Als der berühmte Südsee-Entdecker James Cook 1768 zu seiner Weltumsegelung startete, hatte er noch weniger Ahnung von Vitamin C als du. Damals wusste man noch nicht mal, dass es das Zeug überhaupt gibt! Aber man wusste, dass die Matrosen nach längerer Zeit auf See reihenweise an einer furchtbaren Krankheit starben – nämlich an Skorbut. Nach etwa drei Monaten wurden die Seeleute schlapp und krankheitsanfällig. Dann bekamen sie Zahnfleischbluten und so krasse Wucherungen, dass das Zahnfleisch manchmal die Zähne komplett verdeckte. Und dann fielen ihnen die Zähne aus.
Überhaupt kam es überall am Körper zu Blutungen an der Haut, auch innerlich an der Knochenhaut. Dazu gab's noch den üblichen Kram: Müdigkeit, Schwindel, Durchfall und hohes Fieber.

Die Seeleute waren zu dieser Zeit bestimmt ganz schön harte Hunde, aber vor Skorbut hatten alle Angst. In vielen Augenzeugenberichten kann man lesen, dass die kranken Männer vor Schmerz laut schrien und weinten. Zur See zu fahren war damals wirklich gefährlich: Es gab Stürme, Piraten, kannibalische Ureinwohner und die Kriegsschiffe befeindeter Länder. Aber die allermeisten Seefahrer (oft weit über die Hälfte der Besatzung) starben am Skorbut und somit schlichtweg an Vitamin-C-Mangel.

Hätte es auf den Schiffen so tolle Mamis wie deine gegeben, die den Jungs jeden Morgen ein Stück Paprika oder einen halben Apfel in die Dose getan hätten, wäre das nicht passiert – mal vorausgesetzt, sie hätten das Zeug auch wirklich immer gegessen. Aber es gab keine Muttis an Bord und noch weniger Obst und Gemüse. Alle frischen Lebensmittel waren nach wenigen Wochen aufgebraucht oder vergammelt (Kühlschränke gab's ja auch nicht), und von da an aßen die armen Matrosen nur noch in Salz eingelegtes Fleisch und knallharten Schiffszwieback.

Sauer macht gesund

1754 hatte der britische Schiffsarzt James Lind durch eine Versuchsreihe bewiesen, dass Skorbut durch die Gabe von Zitrusfrüchten heilbar war. Leider war aber keiner auf die glorreiche Idee gekommen, dass man damit der Krankheit auch hätte vorbeugen können. Und damit kommen wir ENDLICH zurück zu unserem Entdeckungsreisenden James Cook. Er hatte von Linds Theorie gehört, dass Saures gegen Skorbut half. Bei seiner nächsten Expedition nahm er (gegen den Willen seiner Auftraggeber, weil das Zeug teurer war als nur Pökelfleisch und Knäckebrot) Unmengen eingekochten Zitronensaft und Fässer voll Sauerkraut mit an Bord.

Er war also wie eine Mutter zu seiner Besatzung und hatte somit auch das bekannte Problem: Er wusste, was für seine Jungs gut war, aber die wollten es trotzdem nicht essen. Cook wendete dann zwei Tricks an: Erstens setzte er sich mit seiner Mannschaft an den Tisch, aß vor ihren Augen das Sauerkraut und trank verdünnten Zitronensaft und verkündete lautstark, wie lecker es sei. Unsereins ist ja auf dieses billige Täuschungsmanöver seit dem zweiten Lebensjahr nicht mehr reingefallen, aber angeblich war Kapitän Cook für seine Mannschaft so ein großes Vorbild, dass viele seinem Beispiel folgten. Sein zweiter Trick war aber bestimmt noch effektiver: Wer sich weigerte, seine tägliche Portion Sauerkraut und Zitronensaft zu schlucken, wurde am Mast ausgepeitscht. Insofern haben wir alle noch ziemlich Glück mit unseren Mamis, würde ich sagen!

Cook hatte so große Erfolge mit seiner Zwangstherapie – auf seiner zweiten Südseereise, die drei Jahre dauerte, verlor er keinen einzigen Mann durch Skorbut –, dass sich bald keiner mehr über ihn und sein Sauerkraut lustig machte. Die

anderen Kapitäne beeilten sich stattdessen, ebenfalls auf allen Schiffen vitamin-c-reiche Nahrungsmittel mitzunehmen. Erst viele, viele Jahre später, um das Jahr 1930, wurde das Vitamin C dann wirklich entdeckt und konnte aus frischen Pflanzen gewonnen werden. Man nennt es auch Ascorbinsäure.

Was Menschen und Meerschweinchen gemeinsam haben

Und wer jetzt wirklich mal wissen will, warum das Zeug im menschlichen Körper so wichtig ist, dem will ich versuchen, es zu erklären. Unser Körper besteht zu etwa dreißig Prozent aus Eiweißen, den sogenannten Proteinen. Ein sehr wichtiges davon ist das Kollagen. Es wird hauptsächlich fürs Bindegewebe gebraucht. Es sorgt dafür, dass unsere Organe nicht wie schlappe Matschhaufen im Körper herumwabern und unsere Haut und überhaupt alles – auch die Adern – eine Stabilität besitzen. Unser Körper bildet durchgehend Kollagen und benötigt dafür unbedingt Vitamin C. Darum kommt es bei Skorbutkranken, denen genau dies ja fehlt, überall zu den Blutungen. Die Adern halten einfach nicht mehr dicht!

Bei Tieren ist das ganz anders. Sie können fast alle das Vitamin C, das sie zur Kollagenherstellung brauchen, selber bilden. Darum bekommt nämlich so ein armer Wellensittich, der immer nur trockene Körner frisst und bei dem keiner mehr dran denkt, ihm mal ein Stückchen Apfel reinzulegen, trotzdem keinen Skorbut. Durch Zufall entdeckte man aber, dass Meerschweinchen Skorbut bekommen. Auch sie können selber im Körper kein Vitamin C bilden, so wie wir Menschen. An ihnen wurde dann in Tierversuchen die Sache mit der Kollagenherstellung im Körper gründlich erforscht.

Außer bei den Seefahrern und den armen Meerschweinen später im Labor kam Skorbut früher hauptsächlich in belagerten Burgen oder im Winter bei der armen Bevölkerung vor. In Europa gab es in der Nachkriegszeit auch noch viele Fälle.

Und heute so?

Heute sind fast nur noch unterernährte Menschen in sehr armen Regionen betroffen. Und natürlich bald du, wenn du nicht auf deine Mudda hörst!

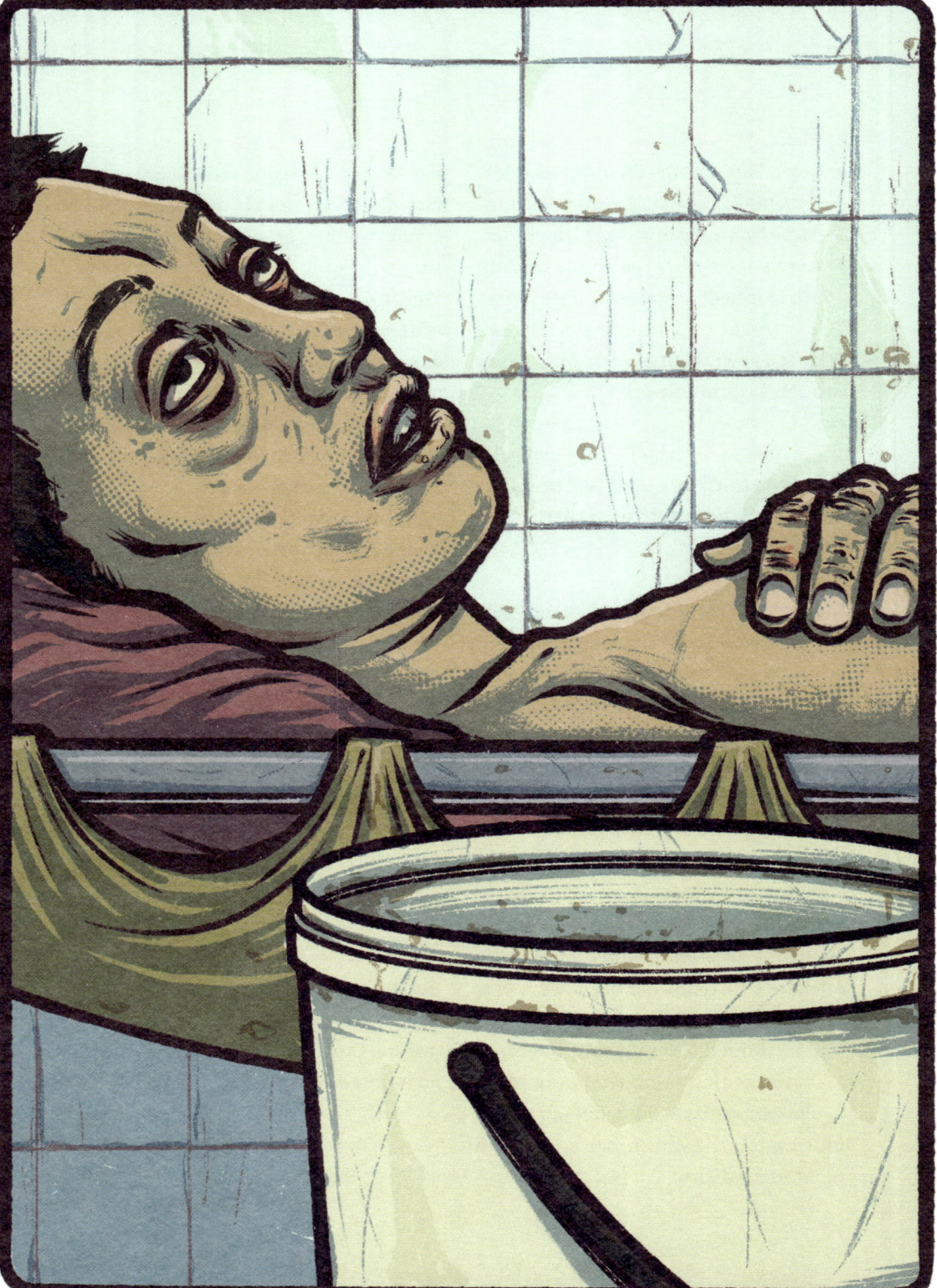

CHOLERA

Eine echt beschissene Krankheit

Ruft ein Mann bei seiner Ärztin an und fragt: „Frau Doktor, kann man eigentlich mit Durchfall baden?"
Ärztin: „Ja klar, wenn Sie die Wanne vollkriegen!"

Cholera ist DIE Krankheit, bei der DAS vielleicht klappen könnte!
Derjenige, bei dem die Cholera so richtig heftig ausbricht, bekommt schlagartig so einen intergalaktischen Dünnschiss und muss so krass erbrechen, dass er schon innerhalb von wenigen Stunden sterben kann, einfach, weil der Körper ausgetrocknet ist. Besonders schnell passiert das bei Kindern.
Man hat echt bis zu zwanzig Liter Durchfall am Tag. Innerhalb einer Woche könnte man sich seine Badewanne also tatsächlich vollkacken. OH MY GOD, ist das eine eklige Vorstellung, Entschuldigung! Es ist übrigens auch völliger Quatsch, weil man das gar nicht überleben würde, denn bis die Wanne voll wäre, wäre man schon lange dehydriert (das Schlaumeier-Wort für ausgetrocknet). Ihren Namen hat die Cholera mal wieder von einem griechischen Wort, nämlich von *cholé*, was „Galle" bedeutet. Falls du schon mal das Pech hattest, dich immer wieder übergeben zu müssen, bis am Ende nur noch so ein bitterer grün-gelber Schleim (nämlich Gallensaft) kommt, dann weißt du, warum die Krankheit so heißt.

Die Cholera war Europas große Seuche des 19. Jahrhunderts. Ihr Erreger ist mal wieder ein Bakterium, das *Vibrio cholerae*. Es lebt in Gewässern – wo es irgendeine komplizierte Aufgabe im Ökosystem hat (ich hab leider keine Ahnung, welche, aber das spielt ja zum Glück auch keine Rolle hier). Wahrscheinlich hatte das *Vibrio cholerae* eigentlich niemals vor, Menschen krank zu machen. Wenn wir es in kleinen Mengen im Wasser trinken, schadet es uns auch gar nicht. Unsere Magensäure tötet es einfach ab. Erst durch die Entstehung der großen Städte und Fabriken fand sich das Bakterium massenweise in den verschmutzten Gewässern. Wenn wir die Erreger in richtig großen Mengen schlucken, schaffen es einige von ihnen bis in unseren Darm. Dort vermehren sie sich dann superschnell. Dabei entsteht ein Gift, durch das unser Körper literweise Wasser und Salz in den Darm abgibt, was dann als Wahnsinns-Dünnpfiff wieder rauskommt.

Mir fällt grad auf, wie viele Worte es für Durchfall gibt! Außer so einem feinen Wort wie Diarrhö kenne ich noch Durchmarsch, Dünnschiss, Scheißerei, Flitzekacke, Scheißeritis ... und besonders lustig finde ich *Flotter Otto*. Entschuldigung, das war jetzt vielleicht alles gar nicht so passend, denn im 19. Jahrhundert schissen sich die Leute reihenweise zu Tode. Und all die Ausscheidungen – also der Kot oder der Stuhlgang oder die Exkremente oder die Notdurft oder wie auch immer wir es nennen wollen – verseuchten das Wasser dann mit noch mehr Cholera-Bakterien.

Der Italiener Filippo Pacini entdeckte im Jahr 1854 unter seinem Mikroskop ein gebogenes, kommaförmiges und bewegliches Mini-Lebewesen im Trinkwasser, welches er ganz richtig für den Verursacher der Cholera hielt. Wer RICHTIG gut aufgepasst hat, kratzt sich jetzt am Hinterkopf und fragt: Hääää? Gilt nicht Robert Koch als der Entdecker der ersten Bakterien, und noch dazu später? Und das stimmt auch! Robert Koch GILT zwar als der Entdecker auch des Cholera-Bakteriums, aber eigentlich hatte Pacini es schon dreißig Jahre vor ihm gefunden. Leider hat das damals aber niemanden interessiert. Erst Robert Koch konnte beweisen, dass die Cholera wirklich vom *Vibrio cholerae* übertragen wird, und die Leute fingen langsam an, das sogar zu glauben.

Warum Bier besser war als Wasser

Aber schon einige Jahre vor Pacini (und somit natürlich auch vor Koch) war in England der Arzt John Snow dem krankmachenden Winzling auf der Spur gewesen. Er hatte mit einigen Kollegen verzweifelt versucht, den Grund für das massenhafte Sterben an Durchfall in den großen Städten zu finden. Sie erstellten eine Karte aller Londoner Stadtteile, in denen die Seuche ausgebrochen war. Und nur dort, wo die Leute ohne Ende erkrankten, stießen sie auch auf diese gebogenen, winzigen

Kreaturen überall im Trinkwasser. Nur alle Arbeiter einer Brauerei in einem der verseuchten Stadtteile waren gesund geblieben. Sie hatten wohl nie Wasser, sondern immer nur Bier getrunken. Also schlussfolgerte dieser Mister Snow richtig, dass genau diese Teilchen die Menschen krankmachen mussten. Aber auch ihm wollte damals leider keiner so richtig glauben. Immerhin wurde eine Wasserpumpe stillgelegt, aus der viele Menschen sich bis dahin ihr dreckiges Trinkwasser geholt hatten [19].

Damals setzten sich zwar einige Wissenschaftler für bessere Hygiene in den Städten ein, aber leider hielten sie trotzdem die Ansteckung durch Bakterien für völligen Blödsinn. Und mit *schlechter Hygiene* meine ich übrigens nicht, dass die Schultoiletten nur kaltes Wasser und keine Seife hatten. Die armen Leute lebten damals unvorstellbar eng zusammen und hatten weder fließendes Wasser aus der Leitung noch ein Klo im Haus. Das Abwasser lief in dieselben Kanäle, aus denen die Leute auch ihr Trinkwasser holten. Es muss ekelhaft gestunken haben, und wie das Wasser geschmeckt hat, will ich gar nicht wissen – es kann ja nur scheiße geschmeckt haben!

Und wieder Zickenkrieg der Wissenschaftler!

In München setzte sich der Chemiker Max von Pettenkofer ab 1865 mit aller Kraft für ein neues Abwasser- und Trinkwassersystem ein und stoppte dadurch später dort die Cholera. Der Witz ist: Pettenkofer glaubte niemals an Robert Kochs Theorie der Ansteckung durch Bakterien! Er fand es einfach nur keine super Idee, von dem Wasser zu trinken, in das man auch kackt.

Max von Pettenkofer und Robert Koch kannten sich übrigens und hatten ewig Zoff darüber, ob es nun Krankheitserreger gibt oder nicht.
Um zu zeigen, dass Kochs Idee von ansteckenden Miniwesen im Wasser Quatsch sei, ließ Pettenkofer sich von Koch per-

---

[19] Heute steht an der Stelle eine Pumpe als Denkmal für John Snow, was ihm jetzt aber natürlich wenig nutzt, er ist ja tot. Genau so wenig, wie es Pacini was bringt, dass 1965 das Cholera-Bakterium im Nachhinein doch noch nach ihm benannt wurde, nämlich: „*Vibrio cholerae* Pacini 1854".

sönlich eine Flüssigkeit mit Cholera-Bakterien schicken und trank diese 1892 vor den Augen seiner Mitarbeiter aus. Er bekam nur leichten Durchfall und meinte, er hätte somit bewiesen, dass Ansteckung mit Bakterien Schwachsinn sei. Dass zwei seiner Mitarbeiter, die das Gebräu später ebenfalls getrunken hatten, um ein Haar starben, ignorierte er einfach mal. Pettenkofer hatte echt sein Leben riskiert, nur um zu Koch mal sagen zu können „Atschibätsch, ich hab wohl doch recht!".

Bis heute ist nicht ganz klar, warum Pettenkofer eigentlich nicht richtig krank geworden ist. Wahrscheinlich, weil er vorher schon einmal an Cholera erkrankt war (ihr wisst es ja hoffentlich noch: Unser Immunsystem merkt sich die Erreger und kann sie beim nächsten Mal deutlich besser bekämpfen)[20].

Zu dieser Zeit hatten die meisten großen Städte mittlerweile eine Abwasserkanalisation und Filteranlagen gebaut, denn egal wo, ob in London, Paris, Zürich, Wien, München, Berlin oder Hamburg, überall da, wo viele arme Arbeiter wohnten, war eine Cholera-Epidemie nach der anderen durchgezogen. Mit vielen, vielen Toten.

Hamburg war leider besonders spät dran. Man hatte sich über Jahre nicht einigen können, wer die hohen Kosten für den Bau von unterirdischen und getrennten Abwasser- und Frischwasserkanälen bezahlen sollte, und deswegen einfach mal lieber gar nix Neues gebaut. Darum gab es in Hamburg 1892 Europas letzten großen Cholera-Ausbruch. Weil es dem Bürgermeister so peinlich war, dass in seinem schicken Hamburg die Krankheit der Armen ausgebrochen war, versuchte er zuerst die Sache zu vertuschen. Hätte man die Leute gleich gewarnt, wäre es vielleicht gar nicht so schlimm gekommen. In den alten Büchern steht es ganz genau: Es erkrankten im Jahr 1892 in Hamburg 16.956 Menschen, von denen 8.605 starben. Im nahen Altona (was heute zu Hamburg gehört) blieben die Menschen fast alle gesund, denn dort gab es eine einfache Sandfilter-Anlage.

---

[20] Manche Geschichtsforscher meinen, dass Koch diesem Pettenkofer vielleicht gar keine Cholera-Erreger ins Glas getan hat, weil er geahnt hatte, dass Pettenkofer das Zeugs trinken würde. Aber wenn ihr mich fragt: Koch hat ihm bestimmt genau deswegen die echten Bakterien geschickt!

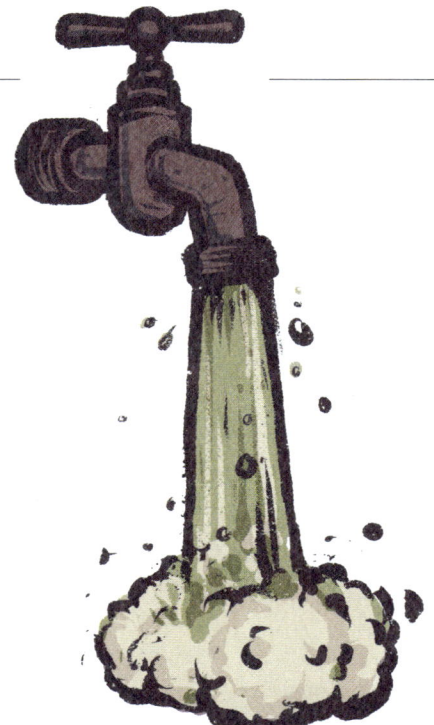

Und heute so?

Heute tritt die Cholera in den meisten Ländern gar nicht mehr auf. Aber wie so oft gilt das nicht für die ganz armen Länder oder Kriegsgebiete. Im Jemen infizierten sich 2017 eine Million Menschen mit Cholera! In Haiti brach die Cholera 2010 nach einem schweren Erdbeben aus, bei dem die ganze Kanalisation zerstört worden war.

Von hundert schwer an Cholera Erkrankten sterben immer noch bis zu sechzig. Obwohl es heute Antibiotika gegen Bakterien gibt, ist es bei der Cholera am wichtigsten, die viele verlorene Flüssigkeit und die Salze im Körper zu ersetzen. Dafür kann der Patient die Flüssigkeit über einen sogenannten Tropf direkt ins Blut bekommen. Oft gibt es für so gute medizinische Versorgung aber keine Möglichkeit in Choleragebieten. Die Kranken müssen dann die Mischung aus Wasser, Salzen und Zucker einfach trinken, und zwar literweise! Allein durch diese Behandlung können von hundert Erkrankten bis zu 99 gerettet werden. Unser Körper schafft es nach einigen Tagen dann fast immer, das *Vibrio cholerae* selbst zu besiegen, sodass ein Antibiotikum gar nicht nötig ist. Ich finde das verrückt, wie viele Menschen an Cholera gestorben sind und heute noch sterben, wo doch die Vorbeugung und Behandlung der Krankheit eigentlich ziemlich einfach sind.

Hier mal ein paar nützliche Überlebens-Tricks, falls du mal irgendwo in Indien oder Afrika gestrandet bist und den letzten Schluck aus deiner Flasche getrunken hast. Mal angenommen, du hast nicht die Möglichkeit, Wasser zu kaufen oder abzukochen – was natürlich das Sicherste wäre –, dann kannst du es durch mehrere Lagen Stoff filtern. Damit wird schon mal die Anzahl der Bakterien um die Hälfte gesenkt. Was es aber richtig bringt zur Desinfektion, ist Sonneneinstrahlung: Du legst die volle Flasche in die pralle Sonne. Nach sechs Stunden sind alle vorhandenen Mikroorganismen abgetötet und du kannst es trinken. Kein Scheiß[21]!

So, zum Abschluss nach diesen sinnvollen Tipps noch ein völlig sinnloser Witz:

Zwei Scheißhaufen stehen an der Ecke und nehmen Drogen.
Da kommt ein Dünnschiss vorbei und fragt: Krass, darf ich auch mal probieren?
Darauf die Scheißhaufen: Nee, sorry, is nur was für harte Jungs!

Und der noch, um endlich mal vom Durchfall wegzukommen:

Was ist das Wichtigste in einer Knackwurst?
Na, das „n" – sonst wäre es ja eine Kackwurst!
Haha!

---

21 Dieses genial einfache Verfahren nennt sich SoDis: „Solar Water Disinfection". Es wird auch von der Weltgesundheitsorganisation WHO empfohlen. Die UV-A-Strahlung in sonnenintensiven Ländern ist so stark, dass sie wirklich Mikroorganismen abtötet. Die verwendeten Flaschen können aus Glas oder PET sein, sollten aber nicht mehr als drei Liter fassen und das Wasser darf nicht zu trübe sein, weil die UV-A-Strahlung sonst nicht tief genug hineinkommt.

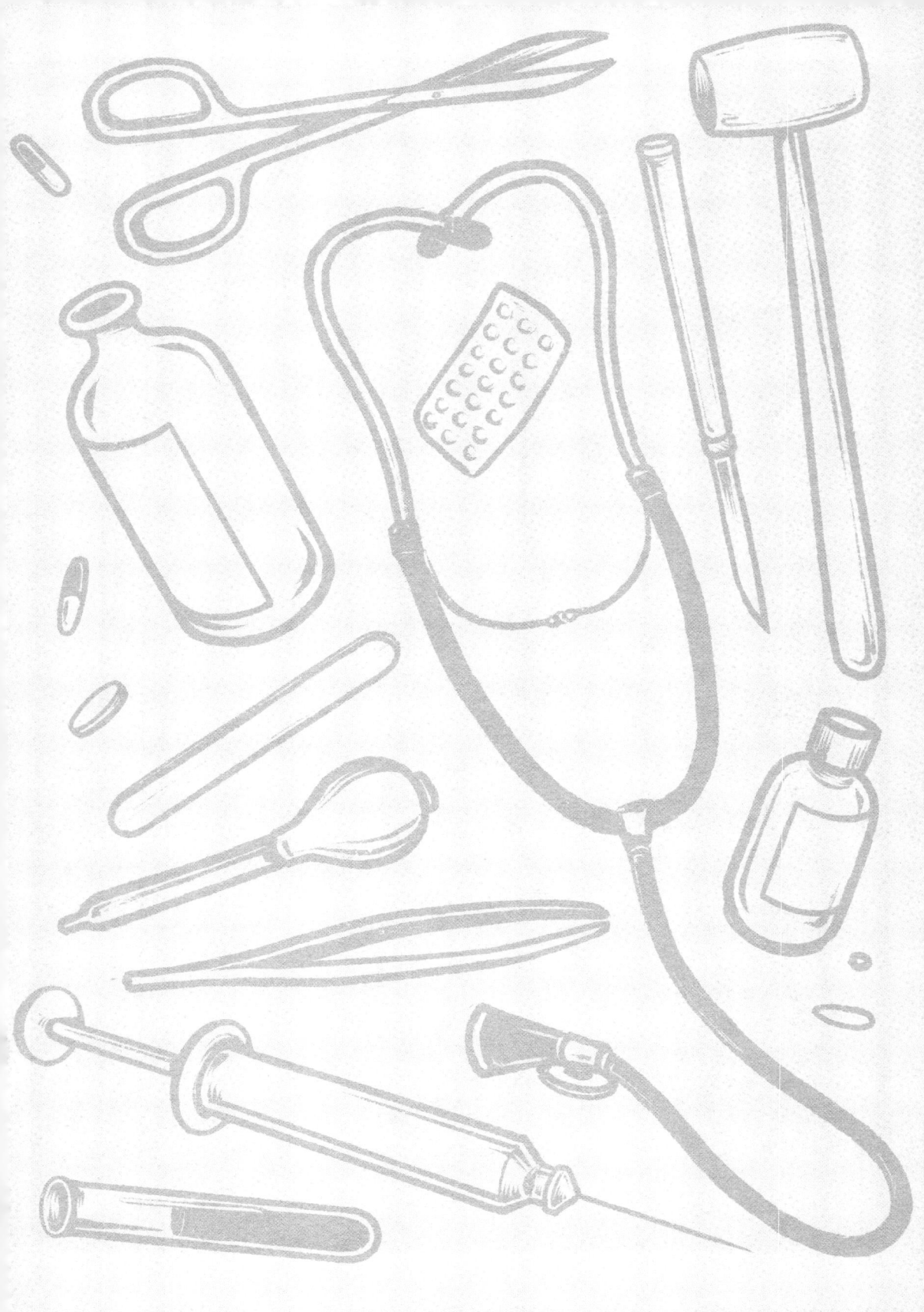

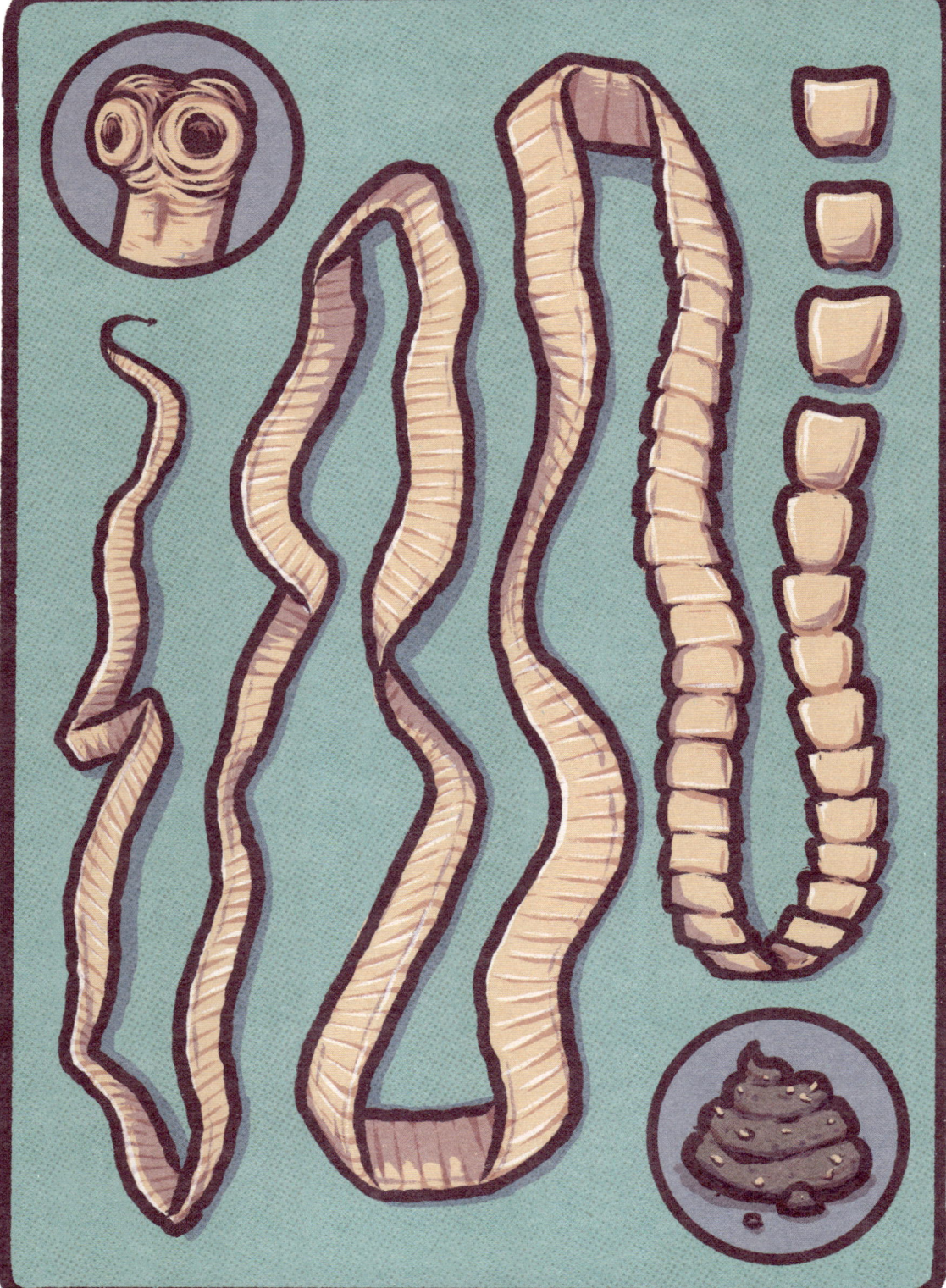

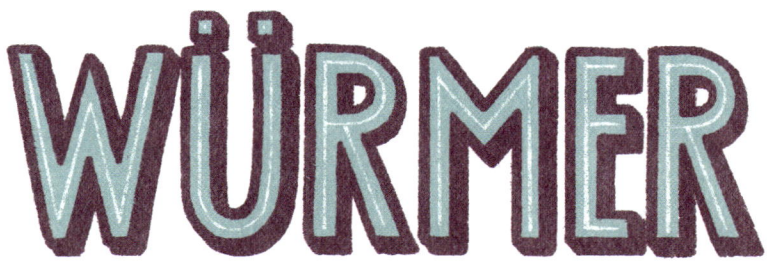

Die ekligsten Mitbewohner EVER

Das Eindringen von Viren und Bakterien in unseren Körper ist ja schon gruselig genug, aber schlimmer geht immer! In unserem Körper können nämlich auch Spinnen, Würmer und Insekten leben! In Südamerika gibt es zum Beispiel die Dasselfliege. Ihre Larven bohren sich in die Haut und können im Körper herumwandern. Wo sie sich festsetzen, entsteht ein fetter Knubbel mit einem Atemloch in der Mitte! Unvorstellbar eklig!

Vielleicht denkt ihr jetzt: Zum Glück muss man bei uns keine Angst vor diesen fiesen Kreaturen haben. Leider falsch! Auch hier gibt es so einige Schmarotzer[22]. Jeder bei uns kennt Kopfläuse, die unser Blut saugen und ihre Eier in unseren Haaren ablegen. Richtig asselig, und es juckt höllisch.

Noch fieser sind aber die superwinzigen Krätze-Milben, die sich in die Haut bohren und dort Eier ablegen. Wir können sie ohne Mikroskop nicht sehen, aber ihre Gänge zeichnen sich deutlich ab, wie ein Milben-Straßennetz unter der Haut. Widerlich! Und das sind nur die Kleinen! Es gibt auch richtig große Schmarotzer, die in uns leben können, manche sogar jahrelang!

Eines dieser widerlichen Geschöpfe ist der Bandwurm. Zugegeben, er ist mittlerweile bei uns recht selten, aber es gibt ihn immer noch. Er ist ein Tier, das im Darm des Menschen lebt und seinen Namen durch seine Ähnlichkeit mit einem flachen Band hat. Viel passender wäre es aber, wenn der Name von einer Bandnudel kommen würde, denn genau

---

[22] Du kennst das Wort nur daher, dass deine Eltern dich oft so nennen? Dann denk mal darüber nach, denn ein Schmarotzer ist etwas, was auf oder in anderen Lebewesen lebt und aus diesen seine Nahrung saugt. Offiziell heißen die Dinger übrigens „Parasiten".

so wie eine verkochte Bandnudel sehen die Viecher aus und so fühlen sie sich auch an: Sie sind ganz glitschig und weiß und so etwa drei bis sieben Millimeter breit. Und jetzt kommt's: Bandwürmer können bis zu zwölf Meter lang werden! Preisfrage: Wie kommt das Riesenteil in unseren Darm, und woran merke ich überhaupt, dass es da wohnt?

Vorsicht vor Finnen, die nicht aus Finnland kommen!

Der Bandwurm, von dem wir sprechen, heißt eigentlich Rinderbandwurm. Wir Menschen bekommen ihn nur, wenn wir rohes, infiziertes Rindfleisch essen. Aber wie haben ihn sich die Rinder geholt? Wiederum von uns Menschen! Das Rind ist in diesem Fall der Zwischenwirt, und das Ganze geht so: Wenn die Rinder auf der Wiese stehen und dort Gras fressen, auf das irgendwie Menschenkacke mit Bandwurmeiern gelangt ist, schlüpft aus diesen Eiern im Darm des Tieres so eine Art Larve. Sie bohrt sich durch die Darmwand und wandert mit dem Blut ins Muskelfleisch der Kuh. Dort bildet sie ein Bläschen: die sogenannte Finne[23].

Wenn diese Finne reif ist, ist sie etwa einen halben Zentimeter groß und in ihr befindet sich der eingestülpte Kopf des Bandwurmes. Wer jetzt das Pech hat, genau dieses Stück Fleisch mit der Finne auf seinem Mettbrot zu haben, der schluckt sie runter, der Magensaft löst die Hülle auf und es stülpt sich der Kopf nach außen, um sich sogleich mit seinen vier superstarken Saugnäpfen im Dünndarm festzusaugen. Dort kann der Bandwurm jetzt Jahre und Jahrzehnte herumhängen und eklige Sachen machen, nämlich sich ohne Ende Glieder wachsen lassen, die auch noch den unaussprechlichen Namen *Proglottiden* haben. Oben wachsen dauernd solche Glieder nach und unten fallen welche ab. Die meisten Leute bemerken ihren Bandwurm nur, weil sie im Klo diese abgefallenen Teile finden. Die sind nur ein bis zwei Zentimeter lang und voll mit Bandwurmeiern.

---

[23] Ich frage mich, wie oft die Finnen – also die Menschen, die in Finnland leben – wohl schon einen Antrag bei der Weltgesundheitsorganisation gestellt haben, um den Ausdruck *Finne* für *ekelhafte Bandwurmlarve* verbieten zu lassen.

Der Bandwurm erscheint mir auch deswegen höchst seltsam, weil er ein Zwitter ist. Die einzelnen Proglottiden haben sowohl männliche als auch weibliche Geschlechtsorgane und befruchten sich selber. Im Monat werden etwa 400 reife Glieder produziert, von denen jedes so um die 100.000 Eier enthält. Und Achtung, jetzt wird es ENDEKLIG: Die abgefallenen Glieder bewegen sich! Sie können einem sogar aus dem Po kriechen, um die Eier möglichst weit in die Welt hinaus zu tragen! Der Mensch ist also der sogenannte Wirt des Bandwurms – in etwa so wie bei Startreck auf Deep Space 9 die Trill. Nur dass zum Glück der Bandwurm nicht seinen Wirt komplett steuert, wie es die Trill tun.

Das Wort „Wirt" passt hier übrigens hervorragend, weil der Bandwurm sich die ganze Zeit munter aus dem ernährt, was sich in unserem Darm befindet. In den 1990er Jahren haben sich deswegen in den USA manche Leute absichtlich Bandwürmer einsetzen lassen: zum Abnehmen. Da kann man mal sehen, zu was dieser ganze Diätwahn die Leute treibt.

Tatsächlich fühlt man sich meistens nicht schlecht durch einen Bandwurm. Viele Menschen haben jahrelang einen, bis sie es zufällig bemerken. Manchmal geschieht das, weil das Ende vom Bandwurm plötzlich unten aus dem Hintern schaut, und sie können dann einen meterlangen Wurm rausziehen. Der Kopf des Bandwurms bleibt aber in der Regel haften und macht weiter, als wäre nichts gewesen. So wächst das Ding immer wieder von neuem. Es gibt zum Glück Medikamente, die den Bandwurm betäuben. Dann lässt er los, wir kacken ihn aus und der Spuk hat ein schnelles Ende.

Klein und fies und überall

Abgesehen davon, dass der Rinderbandwurm mörderekelig ist, ist er also eigentlich ganz harmlos[24]. Viel, viel häufiger und viel, viel kleiner als die Bandwürmer

---

24 Das gilt allerdings nicht für alle Bandwürmer! Der Fuchsbandwurm zum Beispiel kann tödlich für Menschen sein, weil er versucht, uns als Zwischenwirt zu nutzen. Das bedeutet, dass nicht der Bandwurm in unserem Darm wächst, sondern dass die Larven durchs Blut in unsere Organe wandern. Dort setzen sich die Finnen fest und vermehren sich und zerstören so die Leber, Lunge oder sogar das Gehirn! Zum Glück passiert das wirklich nur ganz selten, dass ein Mensch Fuchs-Kacke in den Mund bekommt und der Fuchs dann auch noch einen Bandwurm hatte.

sind die Madenwürmer. Auch sie leben im Darm des Menschen. Hier kann man sich jetzt mal nicht darauf ausruhen, dass die Krankheit fast ausgestorben ist oder so selten, dass man sie bestimmt nie bekommt. Nein: Im Durchschnitt hat jeder zweite Mensch einmal im Leben solche Madenwürmer, also ist die Chance groß, dass auch du mal drankommst.

Madenwürmer sehen ziemlich so aus, wie der Name klingt: Sie sind weißlich durchsichtig, nur einen halben Millimeter breit und etwa einen Zentimeter lang. Es gibt männliche und weibliche Madenwürmer, die man sogar unterscheiden kann, weil die Männchen einen eingerollten Schwanz haben. In unserem Darm vermehren sie sich munter miteinander und ernähren sich von allem, was wir so essen. Sie saugen sich in unserer Darmwand fest, so ähnlich wie ein Blutegel. Meistens bemerkt man sie nur, weil man sich nach seinem großen Geschäft in Ruhe seinen Kackhaufen anschaut und plötzlich darin diese widerlichen Würmchen erblickt!

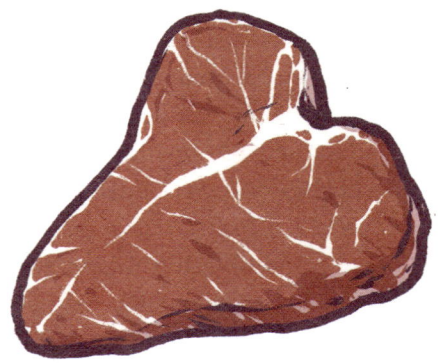

Man nennt sie übrigens auch Aftermaden – After ist das Arztwort für Arschloch –, weil die Weibchen nachts aus dem Poloch kriechen, um ihre Eier abzulegen. Danach sterben sie. Das ist die nächste gute Möglichkeit zu bemerken, dass man Madenwürmer hat, nämlich, wenn da so tote Würmchen in deinem Bett liegen. Ansonsten merkt man es, weil einem nachts höllisch der Po juckt![25] Leider kratzt man sich dann und hat dadurch die winzigen Eier

---

[25] Es gibt übrigens einen Trick, um rauszukriegen, ob man befallen ist: Wer meint, er hat vielleicht Würmer, klebt sich morgens nach dem Aufwachen als erstes einen Klebestreifen übers Poloch, zieht ihn wieder ab und packt es in ein Marmeladenglas. Das trägt man dann zum Arzt, der unter dem Mikroskop sofort sehen kann, ob am Klebeband Wurmeier hängen. Viel Spaß dabei!

unter den Nägeln, die man schnell selber wieder in den Mund bekommt und sich erneut ansteckt oder für die anderen unabsichtlich in der Weltgeschichte verteilt. Madenwürmer sind definitiv ein guter Grund, sich viel öfter und viel gründlicher die Hände zu waschen! Übrigens sind die Wurmlarven an der Luft schon nach sechs Stunden bereit zum Schlüpfen, und sie überleben drei Wochen lang! Wenn man auch nicht viel Nettes über diese schmandigen Würmer sagen kann, so sind sie immerhin für uns nicht gefährlich und mit der richtigen Medizin wird man sie meist sofort wieder los.

Und sonst so?

Wem das alles jetzt schon too much war, der bedenke, dass ich auch über den Harnröhrenwels hätte schreiben können. Man nennt ihn auch *Penisfisch* oder *Brasilianischen Vampirfisch*. Wer nämlich beim Baden im Amazonasgebiet ins Wasser pinkelt, kann dabei einen kleinen Wels anlocken, der durch die Harnröhre in den Penis eindringt und sich dort mit Widerhaken festsetzt. Und der stirbt dann auch da drin und kommt von allein nicht wieder raus. Aua! Also beschwert euch nicht über so ein paar scheußliche Würmer, im Vergleich sind die noch harmlos!

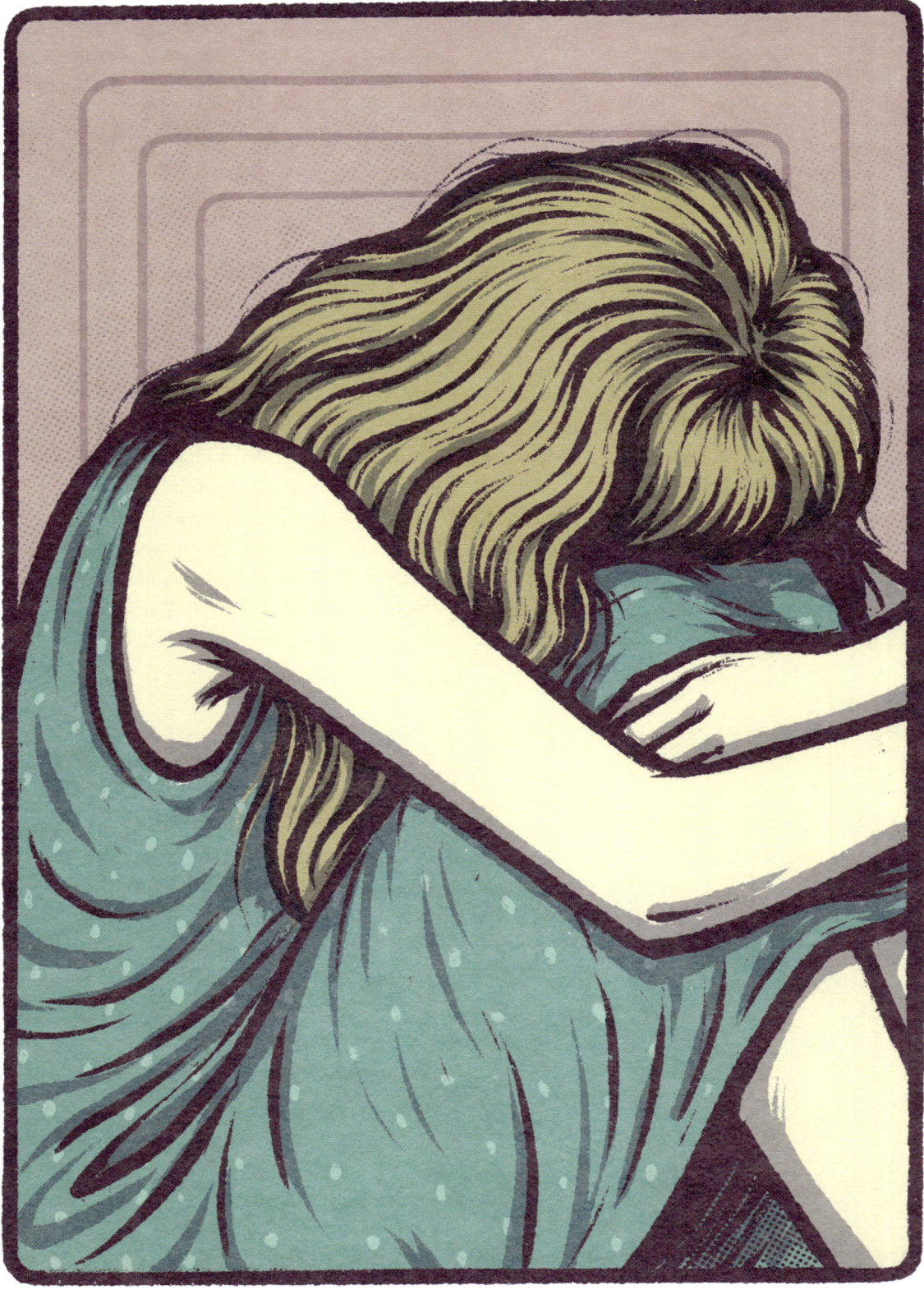

PSYCHISCHE STÖRUNGEN

Unsichtbar und trotzdem da

Es gibt auch Krankheiten, die nicht von Bakterien, Viren oder Parasiten verursacht sind. Sie sind nicht ansteckend und sie machen auch nicht direkt unseren Körper krank. Es sind seelische Krankheiten. Es ist ein bisschen komisch, wenn man in der Medizin von der „Seele" spricht, denn sie ist ja kein richtiges Organ, das man untersuchen oder operieren kann. Und doch ist da etwas, was unser ICH ausmacht mit all unseren einzigartigen Gefühlen und Gedanken. Man kann dieses Etwas statt Seele auch „Psyche" nennen. Die Psyche kann auch aus dem Gleichgewicht geraten und uns krank machen.

Warum das eigentlich passiert, ist nicht leicht zu sagen. Manchmal kommt es durch besonders schlimme Ereignisse im Leben – an die wir uns vielleicht nicht mal erinnern können. Auch enorme Belastungen durch Arbeits- oder Schulstress können psychische Störungen auslösen. Aber auch Vererbung spielt eine Rolle.

Wann bist du nur ein bisschen neben der Spur und wann bist du wirklich psychisch krank? Schwere Frage. Ich würde sagen: Es kommt ganz darauf an, wie du dich fühlst. Nur weil jemand Dinge tut, die andere nicht „normal" finden, muss er oder sie nicht gleich krank sein. Zum Beispiel gibt es ja Typen, die ständig mit sich selber quatschen und auf der Straße laut lachen und Lieder singen. Zugegeben, ich finde das auch seltsam, aber nur, weil jemand anders ist, ist er nicht gleich krank. Aus Sicht eines solchen Menschen ist es wahrscheinlich viel gestörter, dass wir anderen immer so einen Stock im Arsch haben und alles peinlich finden. Aber wenn jemand es wirklich gar nicht kontrollieren kann, was er sagt oder macht, und wenn er überall im Alltag durch seine Probleme eingeschränkt ist – er zum Beispiel nicht mehr arbeiten oder zur Schule kann –, dann geht es ihm mit Sicherheit sehr schlecht. Und dann kann man auch sagen, so jemand ist psychisch krank.

In jedem Fall brauchen die Betroffenen dringend ärztliche Hilfe. Allerdings wollen viele psychisch kranke Menschen nicht zum Arzt. Es fühlt sich einfach anders an, wenn man mit einem gebrochenen Bein im Krankenhaus in die Chirurgie eingeliefert wird als mit einem Nervenzusammenbruch in die Psychiatrie. Dabei besucht man schlichtweg den benötigten Facharzt. Aber körperliche Probleme akzeptiert man eher als psychische. Du würdest doch sicher nicht versuchen, es mit einem gebrochenen Bein ohne Hilfe zuhause noch etwas auszuhalten? Psychisch Kranke versuchen das mit ihren Problemen fast immer. Zum Glück geht man heute viel offener mit psychischen Schwierigkeiten um als früher. Heute denkt niemand mehr, jemand sei nicht ganz dicht, weil er zu einer Psychotherapeutin geht.

Es war gar nicht einfach, zwei psychische Erkrankungen für dieses Buch auszuwählen, denn es gibt unendlich viele verschiedene psychische Erkrankungen. Zum Beispiel Zwangsstörungen, bei denen Leute kaum noch ihr Haus verlassen können, weil sie zigtausendmal kontrollieren müssen, ob der Backofen aus ist. Kein Scherz. Andere Menschen müssen sich zwanghaft waschen, weil ihnen alles dreckig vorkommt. Besonders häufig sind auch Angststörungen, wobei man übersteigerte Ängste vor allem Möglichen entwickeln kann: vor anderen Menschen, Treppen oder auch vor Radiergummis oder Nasenhaaren. Andere Leute wiederum hören Stimmen in ihrem Kopf oder fühlen sich verfolgt. Manche sind sogar davon überzeugt, selber gar nicht zu existieren.

Es gibt wahrscheinlich genauso viele Psycho-Macken wie auch Witze darüber. Und das macht ja auch Sinn! Lachen ist erwiesenermaßen gesund: Es ist entzündungshemmend, schmerzstillend und regt unser Immunsystem an.

Hier kommt ein Witz zur Stärkung unserer Abwehrkräfte gegen die Krankheit, um die es gleich geht:

Psychotherapeut: „Was denken Sie denn, woher Ihre Schwierigkeiten im Umgang mit anderen Menschen vielleicht kommen könnten?"
Patient: „Genau das sollst DU mir doch sagen, du blödes Arschloch!"

Hypochondrie – wenn die Angst vor Krankheit krank ist

Oft tauchen in Psycho-Witzen Menschen auf, die eigentlich gar keine Krankheit haben, sich aber für sterbenskrank halten. Man nennt das eine Hypochondrische Störung. Hier ein Hypochonder-Witz:

Geht ein Mann zum Arzt und sagt: „Herr Doktor, ich weiß es genau, ich bin schwer krank."
Der Arzt, nachdem er ihn von oben bis unten untersucht hat: „Sie haben eindeutig Hypochondrie!"
Darauf der Mann: „Hab ich's doch gewusst! Meine Frau sagt nämlich immer, ich hab nix!"

Das Verrückte ist: Obwohl sich Hypochonder die Erkrankungen nur einbilden, sind sie letztendlich doch krank. Sie haben nur nicht – wie sie es oft befürchten – irgendein lebensgefährliches körperliches Leiden wie Krebs oder so, sondern eine psychische Krankheit. Die ist natürlich nicht weniger schlimm als andere Krankheiten. Mit ganz normalen Körperkrankheiten ist man sogar oft viel besser dran als mit solchen, die die Seele betreffen. Wenn ich mit einem fetten Brechdurchfall im Krankenhaus am Tropf liege, dann bekomme ich

a) eine Menge Mitleid
b) ein Medikament

und ich finde heraus, dass ich

c) eine Salmonellen-Infektion von dem Hähnchenschnitzel am Vortag habe, das noch halbroh war.

Wenn ich aber „nur" extreme Angst davor habe, an einer Salmonellen-Infektion zu sterben und – sobald es irgendwo Hähnchen gibt – Panikattacken mit fiesen Magenschmerzen und Durchfall bekomme, dann haben dafür andere Menschen wohl eher nicht so viel Verständnis und schon gar keine Medizin. Woher so etwas kommt, kann man auch ganz schwer sagen. Und es geht auch nicht so schnell wieder weg.

Hypochonder wechseln sehr oft die Ärzte. Sie sind nun mal ganz sicher, dass sie schwer krank sind, und der Arzt ist bald sicher, dass der Patient sich das nur einbildet. Das ist ein Teufelskreis, denn der Mensch mit der Krankheitsangst hat nun NOCH mehr Angst. Er denkt, dass der Arzt ihn gar nicht so richtig untersuchen wird, weil er ihm ja nicht glaubt und deswegen etwas Wichtiges übersehen könnte ...

Ein Hypochonder beschäftigt sich viel mit seinem eigenen Körper – ZU viel! Er untersucht ihn ständig auf mögliche Symptome. Hört er zum Beispiel davon, dass geschwollene Lymphknoten ein Zeichen für Krebs sein können, tastet er seine Lymphknoten ständig ab. Das kann so zwanghaft werden, dass er durch das ewige Herumgefummel an den Lymphknoten bald wirklich Schmerzen und Schwellungen hat, was natürlich die Sorgen immer mehr verschlimmert. Aus Angst, tatsächlich Krebs zu haben, informiert sich der Hypochonder sehr gründlich über seine eingebildete Krankheit und beim Lesen neuer Symptome bekommt er automatisch immer mehr davon. Ein bisschen kennt das ja jeder: Wenn andere von Kopfläusen erzählen, juckt dir selber der Kopf. Und wenn jemand beim Pilzeessen von tödlichen Pilzvergiftungen spricht, wird mir sofort übel[26].

Gesundheitssendungen im Fernsehen sollten Menschen mit einer Neigung zur Hypochondrie daher unbedingt meiden. Wann immer es nämlich in einer beliebten Krankenhausserie ausführlich um eine bestimmte Krankheit geht, tauchen danach in den Arztpraxen reihenweise Menschen auf, die genau diese Krankheit bei sich vermuten. Seit man sich durchs Internet jederzeit über Krankheiten informieren kann, gibt es deutlich mehr Hypochonder auf der Welt. Es wurde sogar ein neuer Ausdruck für die Menschen erfunden, die ständig Symptome googeln, welche sich dadurch dann krass verstärken: Man nennt sie „Cyberchonder" und einige Ärzte haben die Krankheit „Morbus Google" getauft. Man kann sich gerne mal den Spaß machen: Egal, was man eingibt, „Bauchweh" oder „Pojucken", man wird im Netz IMMER eine ganze Auswahl an tödlichen Krankheiten zu jedem Symptom finden.

---

26 Solltest du bei der Lektüre dieses Buches schon mehr als einmal gedacht haben, dass du eine der hier beschriebenen Krankheiten gerade hast, dann wirf dieses Buch lieber ganz schnell weg!

Menschen mit schweren hypochondrischen Störungen können oft kein normales Leben führen und leiden sehr unter ihrer Krankheit. Hilfe können sie nur durch Psychotherapien und auch durch Medikamente bekommen. Darum wird ein guter Arzt niemals über einen Patienten lachen, der sich Krankheiten einbildet. Er wird ihn ganz besonders gründlich untersuchen und ihn dann unbedingt an einen Facharzt überweisen.

Abschließend möchte ich betonen: Ich finde hypochondrische Störungen auch nicht zum Lachen. Diesen Witz aber schon:

Krankenpfleger:
„Frau Doktor, der Hypochonder aus Zimmer 11 ist heute Nacht gestorben."
Ärztin: „Jetzt übertreibt er's aber echt!"

Depression – mehr als nur „schlecht drauf"

Die häufigste Krankheit aus dem Bereich der psychischen Störungen ist die Depression. Weltweit sind circa 350 Millionen Menschen daran erkrankt[27]. Stimmungsschwankungen und eine Scheißlaune haben natürlich alle Menschen mal – aber das geht dann auch wieder weg. Eine Depression ist etwas ganz anderes. Ich finde es gar nicht einfach zu beschreiben, wie sich das genau anfühlt, weil es sich so schrecklich anfühlt, dass andere es sich wahrscheinlich gar nicht vorstellen können.

Es ist, als sei alle Freude aus dem Leben verschwunden. Vielleicht bringt man es noch fertig, vor anderen Leuten den Mund so zu verziehen, als würde man lachen, aber innerlich fühlt man nichts als Traurigkeit. Oder man fühlt überhaupt nichts, das ist dann

---

[27] Du kannst dir nicht vorstellen, wie viel 350 Millionen Menschen sind? Also wenn man sich mal alle Menschen gleichzeitig vorstellt aus einer ganzen Reihe der größten Städte der Welt, wie zum Beispiel Tokio (mit 38,5 Mio. Einwohnern), Jakarta (34 Mio.), Delhi (28 Mio.), Seoul (24 Mio.), Mumbai (23,5 Mio.), Shanghai (22 Mio.), New York (21 Mio.), Sao Paulo (21 Mio.), Mexiko Stadt (20 Mio.), Peking (19,5 Mio.), Kairo (17 Mio.), Moskau (16,5 Mio.), Buenos Aires (15 Mio.), Istanbul (14 Mio.), Rio de Janeiro (12 Mio.), Paris (11 Mio.), Hongkong (7 Mio.) und Madrid (6 Mio.), DANN wären das ca. 350 Millionen Menschen. Du kannst dir diese Menge Menschen immer noch nicht vorstellen? Dann geht es dir genau wie mir! Quelle: Wikipedia „Liste der Größten Metropolen" Stand April 2019

vielleicht sogar noch schlimmer. Man kann sich zu nichts mehr aufraffen. Nachts schläft man nicht, weil man die ganze Zeit nachdenken muss. Plötzlich machen einem Dinge Angst, die vorher gar kein Problem waren. Jede Aufgabe steht vor einem wie ein riesiger Berg und man ist absolut sicher, „das alles" nicht schaffen zu können. Man hat so wenig Energie, dass man wirklich nicht weiß, wie man morgens aus dem Bett aufstehen soll. Manche Menschen werden auch plötzlich aggressiv oder bekommen hysterische Wutanfälle aus Gründen, die andere überhaupt nicht verstehen können.

Ich hatte selber mal eine Depression und es tat mir unendlich leid für die Menschen um mich herum, wie ich mich verhalten habe. Aber ich konnte es einfach nicht ändern, sosehr ich es auch versucht habe. Und egal, was die anderen zu mir gesagt haben: Ich konnte ihnen nicht glauben, dass die Welt gar nicht so schrecklich war, wie sie sich für mich angefühlt hat. Und noch weniger konnte ich mir vorstellen, dass mein Zustand irgendwann wieder vorbeigehen würde. Um mich herum machte die ganze Welt normal weiter, was ich früher auch getan hatte – aber ich konnte überhaupt nicht mehr verstehen, wozu das alles gut sein sollte.

Man fühlt sich wirklich so, als hätte man mit der Welt nichts mehr zu tun. Man ist falsch. So falsch, dass man am besten nicht mehr da sein will. Und man denkt ernsthaft, dass man den Menschen, die man liebt, einen Gefallen täte, wenn man nicht mehr da wäre. Und das stimmt DEFINITIV nie – im Gegenteil!

Wer jemals im Leben diesen Zustand bei sich wiedererkennt, der muss unbedingt zum Arzt oder in eine psychiatrische Klinik gehen! Und wenn du bei jemand anderem den Eindruck hast, ihm erscheint das Leben so sinnlos, versuche auf alle Fälle, ihn dabei zu unterstützen, sich sofort Hilfe zu holen. Wer das Gefühl hat, nicht mehr leben zu wollen, bekommt IMMER einen Termin, und zwar sofort – man muss es aber natürlich sagen [28].

28 Man kann rund um die Uhr den Notruf 112 wählen. Es gibt aber auch eine Telefon-Seelsorge, die immer erreichbar ist unter 0800 1110111. In der Schweiz ist es die Nummer der „Dargebotenen Hand": 143. In Österreich ist es die 142.

Psychische Störungen 77

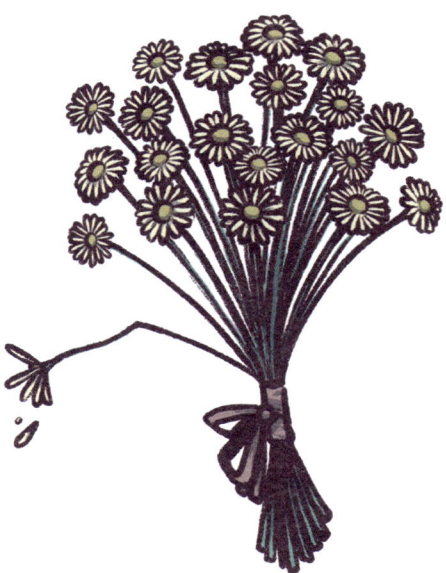

Viel besser ist es, schon bei den ersten Anzeichen zum Arzt zu gehen: Oft sind das starke Erschöpfung und Traurigkeit. Man geht einfach zum normalen Hausarzt oder zum Kinderarzt, denn auch Kinder und Jugendliche bekommen Depressionen. Besonders häufig passiert das durch hohen Lerndruck in der Schule. Je früher eine Depression erkannt wird, umso besser lässt sie sich behandeln.

Medikamente gegen psychische Erkrankungen nennt man Psychopharmaka. Das Wort Pharmakon ist Altgriechisch und bedeutet Heilmittel, Gift und Zaubermittel zugleich. Irgendwie passt das. Ich finde es spannend, wie solche Medikamente funktionieren. Gut wirksam bei Depressionen sind sogenannte Serotonin-Wiederaufnahmehemmer, und die arbeiten so: Unser Gehirn bildet durchgehend Serotonin. Eine Wirkung von Serotonin im Gehirn ist, dass es unsere Stimmung aufhellt. Darum wird es oft auch „Glückshormon" genannt. Bei Depressionen ist der Serotoningehalt im Gehirn zu gering. Die Wiederaufnahmehemmer bewirken, dass unser Körper das Serotonin langsamer abbaut. Dadurch bleibt mehr davon im Gehirn und es geht uns besser. Manchmal merkt man das schon nach wenigen Tagen, es kann aber auch zwei

Wochen dauern, bis man es so richtig spürt. Auf jeden Fall ist das ein wirklich cooles Gefühl, wenn einem auf einmal nicht mehr alles sinnlos erscheint!

Man sollte sich dann auch um eine Psychotherapie kümmern. Nimmt man nur Medikamente und ändert sonst gar nichts in seinem Leben, kommen Depressionen oft zurück. Es gibt verschiedene Therapieformen. Die lustigste, die ich jemals selber mitgemacht habe, ist das Lachyoga. Das geht so: Vor einem Grüppchen deprimierter Leute steht ein Lachyogatherapeut. Er lacht vor und alle anderen sollen ihm nachlachen. Der Therapeut macht dazu auch Bewegungen vor – zum Beispiel Tierpantomimen oder so. Er wirkt dabei, als hätte er ebenfalls nicht alle Latten am Zaun. Ihr könnt euch das so vorstellen:

Lachyogatherapeut so:
„Ha, ho, hahaha" – klatschen, drehen – „Ha ho, hahaha".
Wir so: „Ha, ho, hahaha" – klatschen, drehen – „Ha ho, hahaha".
Lachyogatherapeut so:
„Und jetzt machen wir noch mal das wiehernde Pferd und laufen dabei im Kreis."
Wir so: Laufen im Kreis und machen „Hiiiiiaaa, Hiiiiiaaa …"

Das ist jetzt kein Witz! Lachyoga war mit Abstand das Beknackteste, was ich jemals im Leben getan habe – außer vielleicht bei einer Lampe direkt in die Glühbirnenfassung zu greifen, die eingeschaltet am Strom hing. ABER: Lachyoga hat deutlich weniger wehgetan und ich musste tatsächlich dabei lachen, wenn auch nur über den Therapeuten. Egal! Hauptsache, man lacht. Beim Lachen schüttet unser Körper Serotonin aus und es geht uns besser.

Auf die Couch statt in den Kerker

Eine richtige Psychotherapie ist aber etwas ganz anderes. Bei manchen Therapien versuchen die Therapeuten oder Therapeutinnen mit dem Patienten ganz praktisch, deren Verhalten zu verändern. Bei anderen Therapien sucht man eher nach Problemen, die in der Vergangenheit liegen, um sich selber besser zu verstehen. Vielleicht hast du dich schon mal gewundert, dass in den Psychiater-Witzen die Patienten immer auf einer Couch – also einem gemütlichen Sofa – liegen. Das kommt daher, dass der Erfinder der Psychoanalyse –

Psychische Störungen

ein Mann namens Sigmund Freud[29] – meinte, das sei die beste Haltung, um über seine innersten und unbewussten Gefühle zu sprechen.

Und früher so?

Bevor Sigmund Freud sich um das Thema kümmerte, wurden psychisch kranke Menschen oft einfach weggesperrt und mit ganz unvorstellbar grausamen Methoden behandelt oder besser gesagt *miss*handelt. Damit sollten die Seelen der Kranken erschüttert werden. Man meinte, die Seelen seien aufgrund irgendwelcher begangener Sünden krank. Ich werde es wohl nie verstehen, dass man immer wieder versucht, angebliche Sünden aus der Welt zu schaffen, indem man noch viel grässlichere Sünden begeht. Die „Wahnsinnigen" wurden angekettet, geschlagen und mit glühenden Eisen gebrannt, sie bekamen Elektroschocks und Medikamente, die sie zum Erbrechen brachten oder schreckliche Entzündungen verursachten und vieles, vieles mehr.

In der Zeit DAVOR – also im Mittelalter – sah es für die „Irren" sogar noch schlimmer aus. Wer nicht durch irgendwelche dubiosen Kirchen-Segnungen geheilt werden konnte, wurde in Kisten und Käfige gesperrt und zur Schau gestellt. Man dachte, diese Leute seien Hexen oder vom Teufel besessen. Psychisch erkrankte Menschen wurden reihenweise auf Scheiterhaufen verbrannt. Alles im Namen Gottes.

Aber in der Zeit NOCH DAVOR – also in der Antike, bei den Griechen und Römern – war wenigstens in Bezug auf Depressionen alles ganz anders. Die Griechen nannten die Krankheit Melancholie und behandelten sie nicht nur mit Massagen und besonderen Speisen, sondern auch, indem man

---

[29] Übrigens haben wir diesem Sigmund Freud den Ausdruck „Freud'scher Versprecher" oder „Freud'sche Fehlleistung" zu verdanken. Freud war sehr am Unbewussten seiner Patienten interessiert. Er hielt es für einen Schlüssel zur Heilung. Bei einem „Freud'schen Versprecher" sagt man aus Versehen etwas, was man unbewusst aber doch irgendwie so meinte. Hier ein Beispiel. Jemand möchte sagen: „Grüßen Sie Ihre verehrte Frau von mir." Aus Versehen sagt er aber: „Grüßen Sie Ihre verzerrte Frau von mir" oder noch peinlicher „Sau" statt „Frau". Das lässt darauf schließen, dass man unbewusst diese Frau oder Sau gar nicht wirklich verehrt und sich deswegen so verdaddelt hat.

versuchte, die Kranken zu aktivieren. Dafür wurden besonders interessante Texte gelesen und besprochen, das Theater besucht, Reisen unternommen und viel gespielt. Das sind alles Dinge, die antidepressiv wirken und – wie man heute weiß – für Serotonin-Ausschüttung im Gehirn sorgen. Auch Sport gehört dazu, genau wie Musik, Tanz, kreatives Schaffen, anderen zu helfen und überhaupt das Zusammensein mit Freunden und Familie.

Von der Erfindung von Medikamenten konnte man in der Antike aber nur träumen. Erst in der Mitte des 20. Jahrhunderts kam das erste Antidepressivum auf den Markt. Manchmal frage ich mich, ob unser heutiges Wissen – so wie das der Antike – auch mal wieder für über 2000 Jahre verloren geht ...

Na ja, eigentlich waren wir ja bei Sigmund Freud, der vor gut 120 Jahren auf die super Idee gekommen war, psychisch Erkrankte auf eine Couch zu legen und mit ihnen mal über ihre Probleme und Gefühle zu sprechen, statt sie zu foltern. Obwohl man heute in der Psychotherapie meistens ganz normal auf einem gemütlichen Stuhl oder Sessel sitzt, schulde ich euch dazu noch einen Witz mit einer Couch. Ich kenne ihn von einer Postkarte[30]:

Ein Patient liegt auf der Couch, daneben sitzt der Psychiater und sagt: „Sie sind gar nicht depressiv. Sie haben einfach nur ein Scheißleben."

Das ist übrigens bis jetzt der einzige Witz über Depressionen, den ich selber lustig finde. Depressionen sind nun mal kein Scherz. Und es haben VIEL mehr Menschen Depressionen, als du denkst! Jeder zweite Mensch, der sich bei uns das Leben nimmt, hat an einer Depression gelitten! Daran sieht man, wie gefährlich diese Krankheit ist. Wenn dir also die Schule zu viel wird und du, statt stundenlang zu lernen, dich lieber mit Freunden triffst und Musik hörst, dir eine Tasche nähst oder Fußballspielen gehst, dann halte ich das für die perfekte Vorsorge für deine Seele!

---

[30] Der Cartoon ist von „Schilling & Blum" und ist bei Inkognito erschienen.

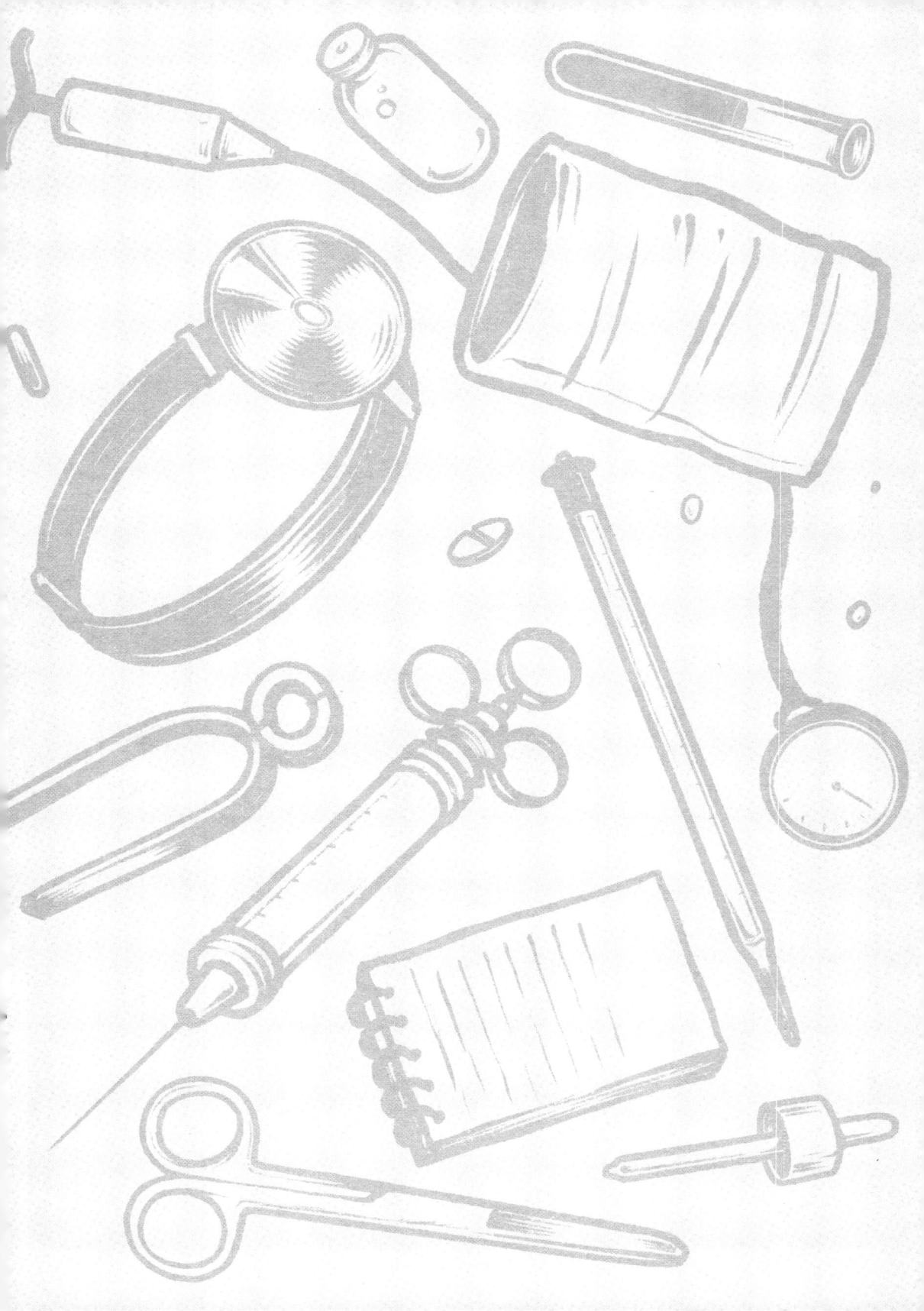

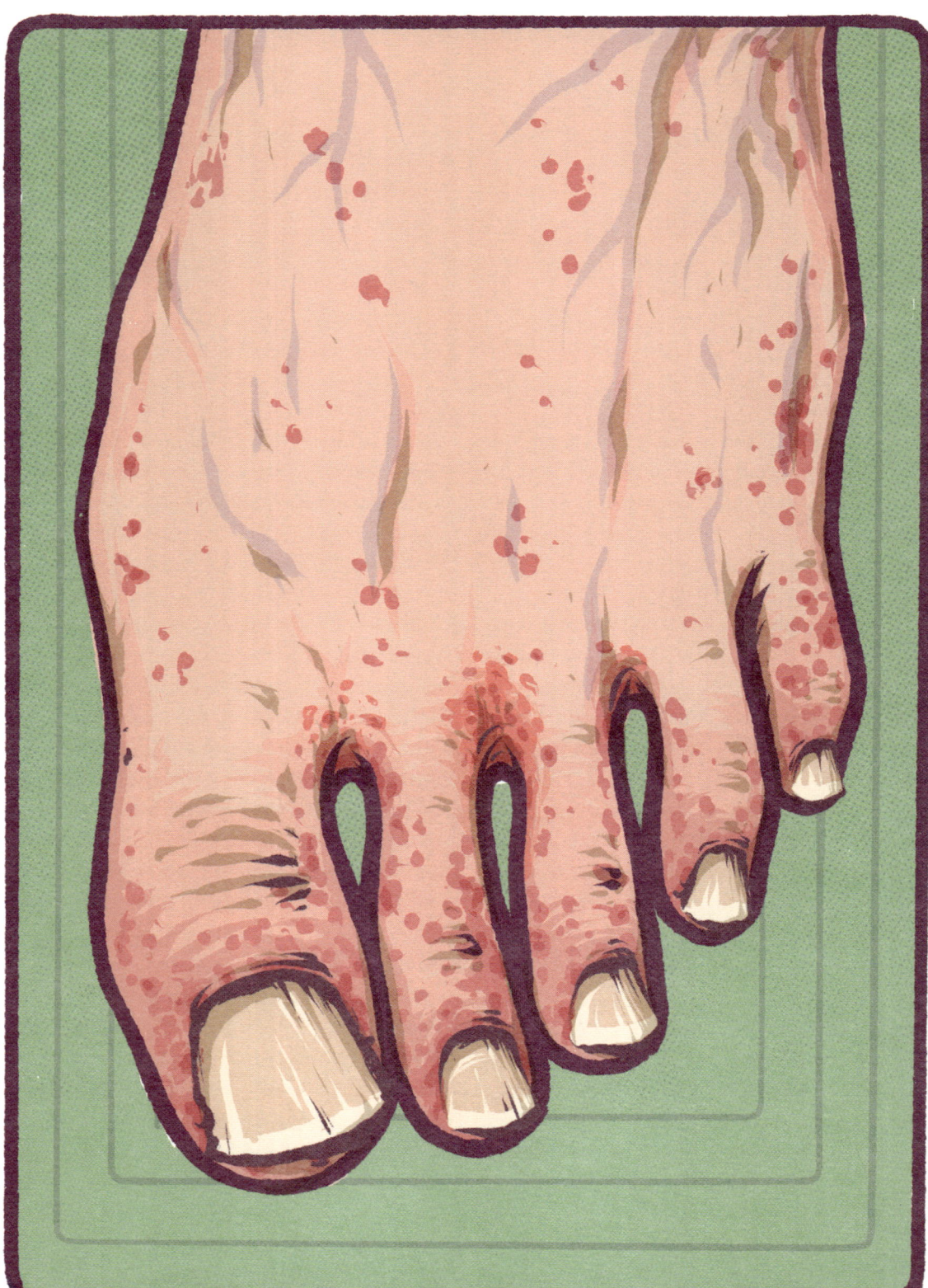

FUSSPILZ

Die Champignons der Champions

Dass auf und in uns Billionen von Bakterien und Viren herumleben, damit kann ich mich ja irgendwie abfinden. Aber dass da auf uns auch noch jede Menge Pilze wachsen? Ich finde, das geht zu weit!

Trotzdem ist es so: Nicht nur in unserem Darm leben munter mikroskopisch kleine Pilzlein, sondern auch auf unserer Haut, den Haaren und unseren Schleimhäuten – also in Mund und Nase. Man darf sich diese Pilze jetzt aber nicht wie Fliegenpilze vorstellen, mit einem Hut und Stiel und so. Die Pilze auf unserem Körper bestehen meistens nur aus einer einzigen Zelle, so wie Bakterien.

Planet Mensch

Für all diese Mikroorganismen sind wir ganz einfach der Planet, auf dem sie leben (so wie wir eben auf der Erde leben). Die meiste Zeit kommen wir ja auch ziemlich gut miteinander aus – sogar mit den Pilzen. Nur wenn wir unser mikrokosmisches Gleichgewicht zum Beispiel durch die Einnahme eines Antibiotikums durcheinanderbringen, kann es mal passieren, dass sich diese Pilze plötzlich megamäßig vermehren. Einfach, weil der Platz und die Nahrung frei werden, die bis dahin die friedlichen Nachbar-Bakterien genutzt haben. Dann kann auf unseren Schleimhäuten so ein richtiger Pilzteppich wachsen – kein schönes Gefühl! Zum Glück ist das ganz einfach zu behandeln und renkt sich schnell wieder ein, sobald unsere Bakterien alle wieder an ihrem Platz sind.

Andere Pilze gehören aber ganz und gar nicht auf unseren Körper, auch nicht in kleinen Mengen. Einer davon ist ganz klar der Fußpilz. Ich finde immer, dass das Wort „Fußpilz" irgendwie albern und eklig klingt und als würde einem ein Champignon am Fuß wachsen.

In anderen Sprachen gibt es ein cooleres Wort, da nennt man eine Fußpilzinfektion *Athleten-Fuß*. Das klingt lange nicht so unappetitlich wie „Fußpilz", sondern sogar richtig sportlich. Und das passt auch: Fußpilz ist ein typisches Sportlerproblem, weil Sportler ihre Füße ja gerne stundenlang in schwitzige Turnschuhe stopfen. Aber auch wer null Sport treibt, kann Fußpilz bekommen. Angeblich steckt sich bei uns jeder Dritte mindestens einmal im Leben damit an. Besonders leicht passiert das im Schwimmbad.

Ich kann mir das zwar nicht so richtig vorstellen, aber von uns rieseln ja ständig Hautschuppen ab. Übers Jahr gesehen bröseln da mehrere Kilo abgestorbene Hornzellen von uns herunter. Hat jetzt jemand Fußpilz, dann haften an seinen abgefallenen Fußflabbeln jede Menge Pilzsporen[31]. Im feuchtwarmen Schwimmbadklima oder in Turnhallenduschen können diese Sporen monatelang wie in einer Art Dornröschenschlaf überleben. Irgendwann bleibt so eine Spore dann an einem Fuß kleben, der zufällig auf sie draufgetapst ist. Sobald sie sich dann an einem dunklen, feuchten Ort auf unserer Haut befindet, ist das für sie wie der Kuss des Prinzen.

Deswegen schwören manche Leute darauf, NIEMALS barfuß zu gehen und IMMER mindestens Badelatschen zu tragen. Andere behaupten, dass Fußpilz überhaupt nur in unseren engen und ewig feuchten Schuhen wächst, und sie meinen, man sollte am besten IMMER barfuß gehen, wenn man nie einen Fußpilz bekommen will.
In einem Punkt sind sich aber alle sicher: Man sollte sich unbedingt immer ganz, ganz gründlich die Füße abtrocknen – besonders natürlich, wenn man im Schwimmbad oder einer öffentlichen Dusche war.

Kampf der Mikroben

Wenn an unseren Füßen nun Fußpilzsporen kleben, müssen diese erst mal die super Schutzbarriere unserer Haut überwinden. Das ist gar nicht so einfach. Unsere schützende Hautflora besteht tatsächlich selber aus jeder Menge Mikro-

---

31 Pilze verteilen Unmengen von Sporen in der Welt, um sich auszubreiten. Sporen sind winzige Einzeller, die halbe Ewigkeiten ohne Nahrung, Wasser oder Sauerstoff überleben können.

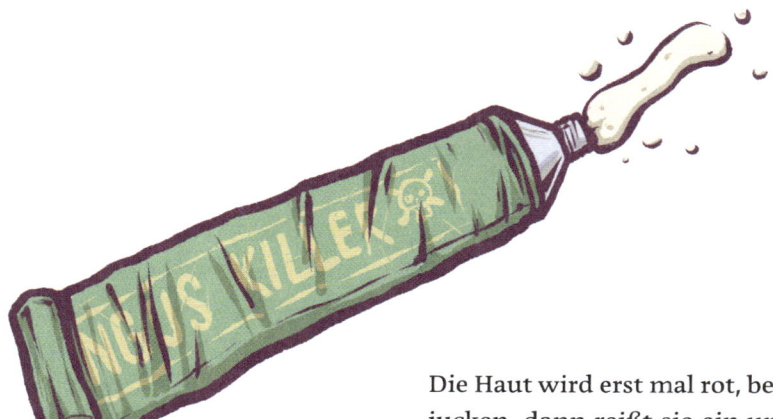

organismen – also „gute" Bakterien und Pilze –, die in den meisten Fällen das Eindringen von Fremdlingen verhindern. Aber natürlich kann unsere Haut auch mal verletzt sein, dann können die Sporen eindringen. Und manche Hautpilze haben einen krassen Trick entwickelt: Sie produzieren nämlich zuallererst einen Stoff, der unsere schützenden Bakterien auf der Haut abtötet. Ein Antibiotikum! Dadurch kann der Pilz in unsere obere Hautschicht eindringen. Dort ernährt er sich dann munter von unserer Hornhaut. Ganz oft findet das in dem Zwischenraum von unserem kleinen Zeh statt. Wahrscheinlich trocknen wir diese Stelle am allerschlechtesten ab.

Die Haut wird erst mal rot, beginnt zu jucken, dann reißt sie ein und nässt. Es können sich auch Bläschen bilden. Wird der Fußpilz sofort behandelt, ist man ihn zum Glück schnell wieder los. Es gibt in der Apotheke einen ganzen Sack voll verschiedene Cremes, Sprays, Puder und Salben gegen Fußpilz. Natürlich läuft man mit Fußpilz dann nicht barfuß durch die Wohnung, außer man möchte seiner großen Schwester mal richtig eins auswischen und sie anstecken. Das geht nämlich fix!

Man sollte auch auf keinen Fall ständig an seinem Fußpilz herumfummeln. Dann hat man ja ohne Ende Pilzsporen an den Grabbeln, mit denen man nicht nur andere Leute, sondern auch weitere Stellen am eigenen Körper infiziert. Denn Fußpilz wächst (anders, als der Name es vermuten lässt) überall auf der Haut, wo es feucht und dunkel ist.

Wird der Fußpilz nicht bekämpft, kann er sich ganz fies ausbreiten und das Abwehrsystem der Haut so sehr schwächen, dass gefährliche Bakterien eindringen können. Dann kann man tatsächlich auch so was Ätzendes wie eine Wundrose bekommen: eine derbe Hautentzündung mit fett Fieber. Weniger dramatisch, aber auch echt fies: Der Pilz kann durch kleine Risse in die Nägel eindringen. Und so einen Nagelpilz wird man nicht so schnell wieder los. Außerdem ist so ein dicker, gelber und bröckeliger Fußnagel eine ziemliche Augenwurst! Also immer brav zwischen den Zehen abtrocknen, regelmäßig Socken wechseln und dem Papa sagen, er soll die mindestens bei sechzig Grad waschen.

Wer ständig feuchte Käsemauken hat, trägt nämlich das Pilzparadies in den Schuhen! Apropos Käsemauken: Der Geruch auf unseren Füßen kommt von bestimmten Bakterien, die unseren Schweiß abbauen. Und ein ganz enger Verwandter dieser Bakterien lebt auch auf Limburger Käse – besser bekannt als Stinkekäse. Darum der ähnliche Geruch. LECKER!

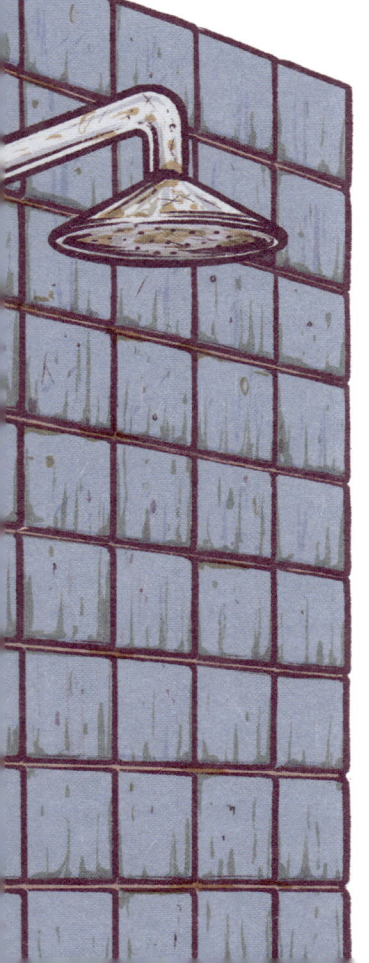

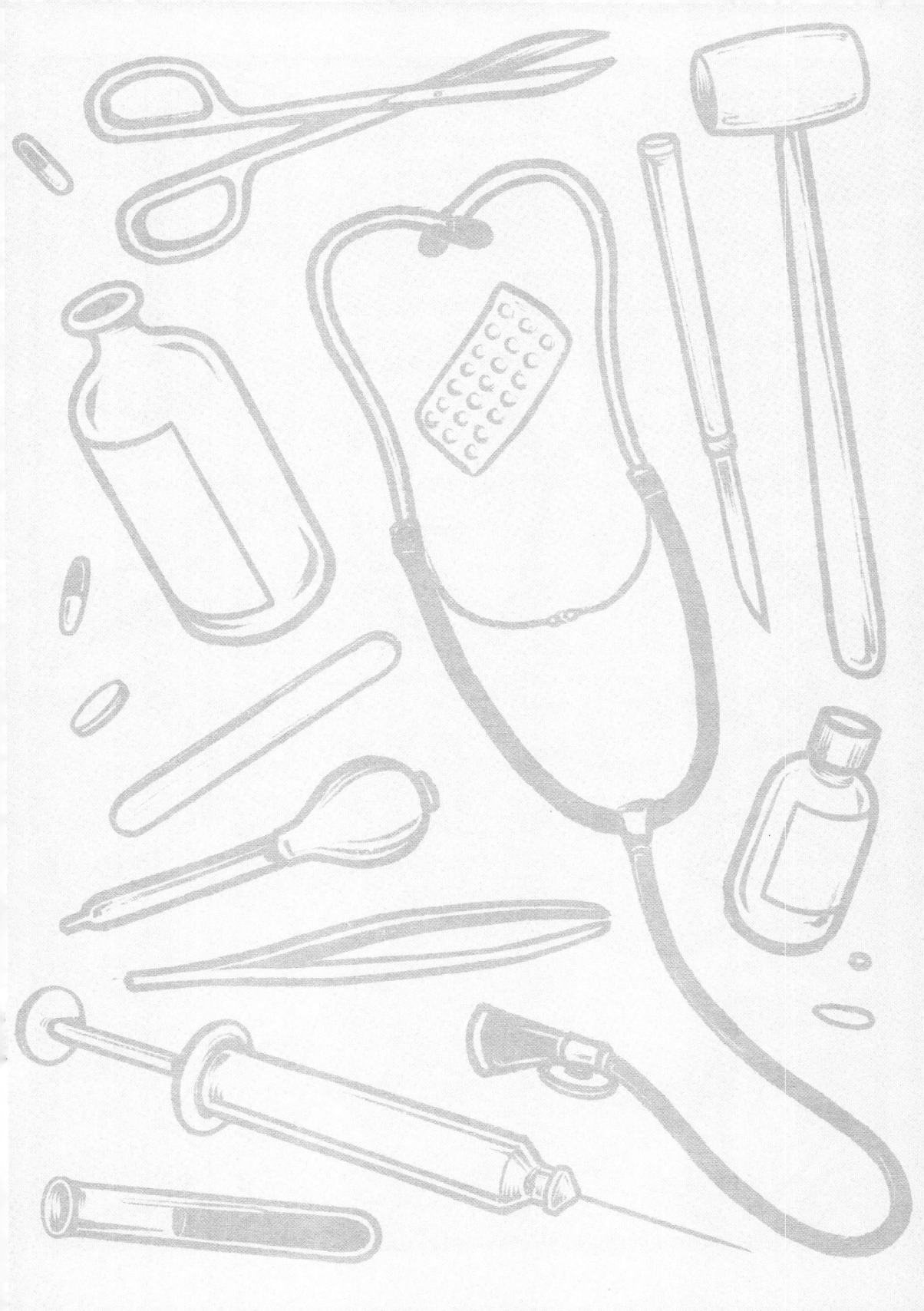

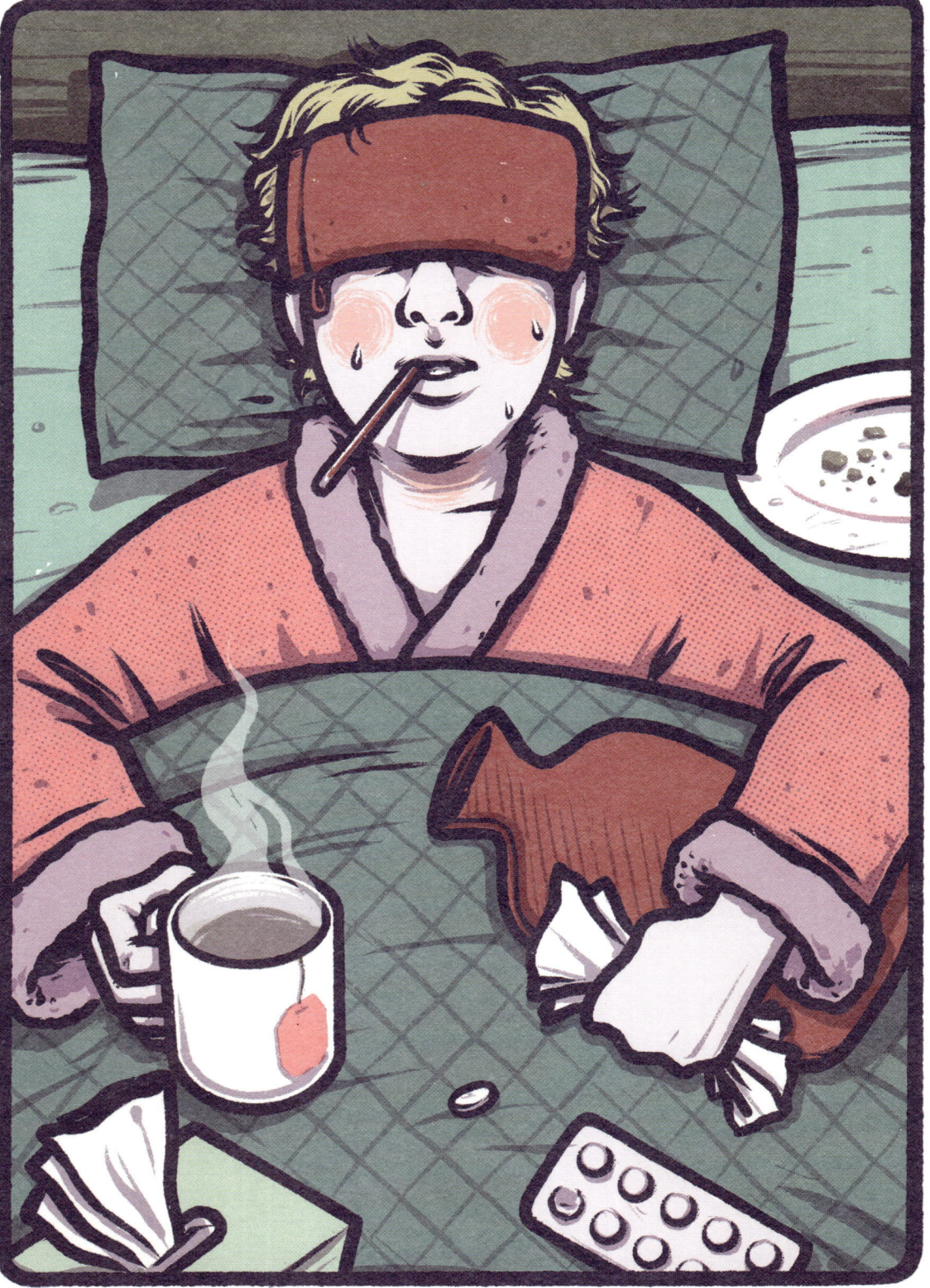

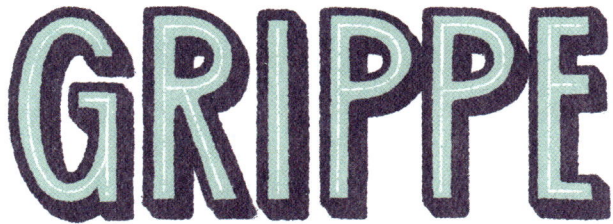

Influenza: Undercover Viren-Blitzkrieg

Einige von euch denken bei dem Wort Influenza wahrscheinlich nicht an eine nervige und ziemlich üble Krankheit, sondern eher an Promis und coole Bloggerinnen und YouTuber. Mir geht es genau umgekehrt! Wenn ich das Wort Influencer höre, denke ich an die echte Grippe und nicht an ziemlich üble und nervige Promis, Bloggerinnen oder YouTuber. Beide Wörter haben denselben lateinischen Wortstamm, nämlich *influentia*, was so was wie „Einfluss nehmen" bedeutet.

Genau daher kommt auch das englische Wort „to influence"– also beeinflussen –, das ja in Influencer drinsteckt. Influencer sind so Typen, die ohne Ende „Freunde" und „Follower" haben auf Instagram, Facebook (oder was weiß ich was), und die *beeinflussen* sie. Und zwar in der Regel mit mehr oder weniger versteckter Werbung für irgendwelche Produkte. Wir klicken die Posts fleißig an und die Influencer – Blogger, Vlogger oder Zocker – bekommen dafür von den Werbepartnern Geld oder jede Menge Krams als Geschenk zugeschickt. Ich finde das echt krank, aber eine Krankheit ist es nicht.

Nicht die Sterne, sondern Tröpfchen sind schuld

Influenza dagegen ist eine Krankheit – nämlich Grippe[32]. Ich dachte mir, dass die Grippe vielleicht deswegen Influenza heißt, weil sie uns ja auch amtlich beeinflusst: Immerhin geht's einem

---

32 Woher jetzt aber nun wieder das Wort Grippe kommt, weiß keiner ganz genau. Es könnte von dem russischen Wort „Chripe" kommen, was Heiserkeit bedeutet. Oder auch vom französischen „gripper", was man mit „ergreifen" oder „packen" übersetzen würde.

damit richtig beschissen. Aber nein! Man glaubte früher, die Stellung der Sterne am Himmel würden unsere Gesundheit irgendwie beeinflussen[33]. Man hatte halt sonst so gar keinen Plan, woher eigentlich die Grippe oder andere Epidemien kamen. Heute weiß man: Die Grippe wird von den Influenza-Viren verursacht und die interessieren sich weder für den Sternenhimmel noch für Klicks und Likes. Sie wollen nur eins: sich vermehren und verbreiten.

Die Grippe ist eine ziemlich häufige Krankheit. Es ist gar nicht so leicht zu sagen, wie viele Leute auf der Welt sich jährlich mit Influenza-Viren anstecken. Auf jeden Fall sind es viele Millionen. Aber die sterben ja zum Glück nicht alle. Gefährlich ist es eigentlich meist nur für alte Menschen, die schon andere Erkrankungen haben, oder für ganz kleine Kinder.

Einige Leute nennen ja jede Erkältung gleich Grippe. Für einen gewöhnlichen Schnupfen sind zwar jede Menge unterschiedliche Viren verantwortlich, aber NICHT die Grippeviren. Die sogenannte „echte Grippe" erkennt man daran, dass sie sofort richtig reinhaut. Man hat nicht zuerst ein paar Tage lang Halskratzen, dann dolleres Halsweh und am nächsten Tag vielleicht einen Schnupfen dazu. Die echte Grippe beginnt ganz plötzlich – meist mit derben Kopfschmerzen und sogenannten Gliederschmerzen. Das Wort „Gliederschmerzen" fand ich als Kind übrigens immer total bescheuert, weil ich dabei an das Wort „Glied" denken musste, was ja Penis bedeutet. Aber egal, jetzt bin ich ja erwachsen und weiß, dass mit „Glieder" nicht ganz viele Penisse gemeint sind, sondern unsere Gliedmaßen – also einfach Arme und Beine. Trotzdem finde ich das Wort immer noch blöd. Wenn du dir Gliederschmerzen nicht vorstellen kannst, hattest du wahrscheinlich noch nie welche. Es tut einem irgendwie ALLES weh – jeder Muskel und jedes Gelenk. Ob bei Männern dann aber auch das Glied schmerzt, das weiß ich leider bis heute nicht. Ich bin ja eine Frau.

---

33 Und es muss aber auch heute noch Leute geben, die solchen Quatsch glauben, sonst würde es ja keine Horoskope geben, oder?

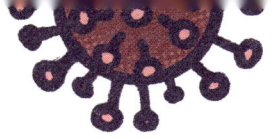

Mit Arztbesuch sieben Tage, sonst eine Woche

Aber zurück zum Thema: Wer sich die Grippe eingefangen hat, bekommt oft hohes Fieber, bis über 40 Grad mit Schüttelfrost und Schweißausbrüchen. Schnupfen hat man gar nicht unbedingt, der Husten ist eher trocken und nicht verschleimt und die Halsschmerzen können die Hölle sein! Wer eine echte Grippe hat, kann definitiv nicht zur Schule oder zur Arbeit gehen, denn er liegt eine Woche flach wie ein Brett im Bett und denkt, er muss sterben. Man muss dann zwar meistens doch nicht sterben, braucht aber vielleicht mehrere Wochen, um sich von der Grippe wieder richtig zu erholen.

Von den Todeszahlen her ist die Grippe nicht unbedingt immer der große Schocker. In manchen Jahren sind es nur ein paar hundert Menschen, die in Deutschland wegen einer Grippe abtreten. Aber es gibt unterschiedliche Influenza-Viren, die auch unterschiedlich gefährlich sind. Da gehen dann bei einer Grippewelle im Winter auch mal richtig viele Leute drauf – 2018 waren es schätzungsweise 25.000!

Die Spanische Grippe, die gar nicht aus Spanien kam

Das ist aber gar nichts im Vergleich zu einer Grippepandemie, die genau hundert Jahre DAVOR – also 1918 – um die ganze Welt ging. Man nannte sie die „Spanische Grippe". Sie tötete am Ende des Ersten Weltkrieges [34] richtig krass viele Leute. Übrigens kam die Spanische Grippe gar nicht aus Spanien. Es war nur so, dass Spanien nicht am Krieg beteiligt war und deswegen eine freie Presse hatte. Die Zeitungen durften dort also über alles berichten, auch über die vielen Grippetoten. In Deutschland dagegen war es verboten, über kranke Soldaten zu schreiben, davon sollte die Bevölkerung nämlich lieber nichts wissen. So entstand der Eindruck, die Grippe habe zuerst in Spanien gewütet, dabei wurde nur dort zuerst darüber informiert.
Das Influenza-Virus war so doll ansteckend wie das Corona-Virus, aber es war viel tödlicher. Durch den Krieg konnte

---

[34] Das muss man sich merken: Erster Weltkrieg 1914-1918

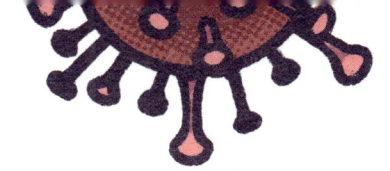

es sich wahnsinnig schnell verbreiten. In den Ausbildungslagern hockten manchmal bis zu hunderttausend Soldaten eng zusammen. Sie wurden von den USA nach Europa und dort kreuz und quer über den Kontinent geschickt, wobei sich alle wie wild gegenseitig ansteckten und das Virus auch überall sonst in der Bevölkerung verteilten. Man kann heute nicht genau rausfinden, wie viele damals an der Spanischen Grippe gestorben sind. Man weiß, dass es mindestens 25-50 Millionen Menschen waren. Auf jeden Fall wurden durch sie noch VIEL mehr Leute gekillt als durch den Krieg und schon das waren krass viele, nämlich etwa 17 Millionen Menschen [35].

Terroranschlag im Mini-Format

WARUM – fragt man sich – war denn die Spanische Grippe so viel tödlicher als andere Grippewellen und warum bekommen eigentlich heutzutage überhaupt noch Menschen eine Grippe, wenn es doch mittlerweile eine Schutzimpfung dagegen gibt? Das liegt daran, dass Grippeviren sich ständig verändern: Sie mutieren andauernd! Und das ist WIRKLICH eine interessante Sache, wie sie das machen. Nämlich so:

Viren sind ja gar keine richtigen Lebewesen, anders als Bakterien. Viren können sich alleine nicht vermehren. Sie benötigen zum Überleben immer fremde Zellen als sogenannten Wirt. Auch wenn das so klingt, als wäre das Grippevirus der Gast und unsere Körperzelle das nette Wirtshaus, passt der Vergleich nicht ganz: Das Virus macht es sich zwar durchaus gemütlich in der Wirtszelle, am Ende bezahlt es aber seine Rechnung nicht und reißt das Hotel sogar bis auf die Grundmauern ein!

---

[35] Manche Forscher sind sich sicher, dass die Zahl der Toten durch die Spanische Grippe weltweit sogar DOPPELT so hoch gewesen sein muss, weil in vielen Ländern damals durch das ganze Kriegschaos gar nicht richtig gezählt werden konnte. Sie schätzen, es könnten bis zu hundert Millionen Tote gewesen sein. Das wären dann in etwa so viele wie im Ersten und Zweiten Weltkrieg zusammen (der Zweite Weltkrieg dauerte von 1939 bis 1945 und er kostete achtzig Millionen Menschen das Leben). Das ist so krass! So viele Tote einfach durch eine Grippe! Aber vielleicht noch viel krasser finde ich: So viele Tote nur durch Krieg! Hundert Millionen Menschen, das wären von der Menge her ALLE Menschen zusammen, die in der Schweiz, Österreich und Deutschland leben!!! Fuck!

Aber jetzt mal der Reihe nach. Alles beginnt so: Jemand, der Grippeviren in sich trägt, hustet uns an und wir atmen die Viren in unsichtbaren Mini-Tröpfchen ein. Die klassische Tröpfcheninfektion. Unser unerwünschter Influenza-Virus-Gast dringt nun in unseren Atemwegen in eine Zelle ein. Er ist eine Art Super-Hacker und programmiert unsere Zelle so um, dass diese in sich drin plötzlich Influenza-Viren herstellt, statt ihrer eigentlichen Aufgabe nachzugehen – Schleim zu produzieren oder Staubpartikel abzutransportieren oder was Atemwegszellen halt so tun.

Es handelt sich quasi um eine Hausbesetzung mit Geiselnahme, und unsere arme Wirtszelle wird gezwungen, komplett auf Grippevirenfabrik umzubauen. In ihr werden jetzt tausende Grippe-Viren von der eingedrungenen Virusvorlage kopiert. Und DAS macht das Virus so schlampig, dass ihm dabei ständig kleine „Fehler" unterlaufen. Diese vielen kleinen Fehler bewirken die dauernde Veränderung des Virus, die Mutationen.

Nach nur etwa sechs Stunden sprengen die fertig zusammengebauten Viren die Außenhülle ihrer Wirtszelle und werden so im Körper freigesetzt. Ein paar von ihnen röcheln wir in die Welt hinaus und stecken andere Leute an. Aber der größte Teil der Viren versucht sofort die nächsten Atemwegszellen zu kapern, um sich in ihnen fortzupflanzen, wodurch immer mehr Zellen zerstört werden.

Aber weil unser Körper ja ein tolles Abwehrsystem hat, werden jetzt nicht all unsere Zellen von Viren zerstört, sondern unser Immunsystem schmeißt ebenfalls all seine Maschinen zur Produktion von Antikörpern an. Dadurch entsteht übrigens unser „Krank-Gefühl": nicht durch die Eindringlinge selber, sondern durch unsere Immunreaktion. Es ist also eigentlich ein gutes Zeichen, sich krank zu fühlen.

Warum wir dann auch Fieber bekommen, ist bis heute nicht ganz geklärt. Es gibt verschiedene Vermutungen: Einmal vermehren sich Viren bei erhöhter Temperatur im Körper VIEL langsamer, und zugleich funktioniert unsere Antikörper-Produktion wohl am besten bei 38-40 Grad. Nach drei bis vier Tagen läuft unsere Abwehrfabrik auf vollen Touren und besiegt dann in der Regel die Eindringlinge bald. Es speichert auch die Baupläne der Maschinen in Gedächtniszellen. Falls derselbe Krankheitserreger noch mal auftauchen sollte, sind die passenden Waffen sofort bereit.

Wenn Einbrecher ihre Fingerabdrücke ändern

Die Eindringlinge werden übrigens nur wiedererkannt, weil sie ganz bestimmte Strukturen – also Formen – an der Oberfläche haben. Wenn man Bilder von Viren sieht, sind da ja immer so Nuptis an der Oberfläche. Ich finde, sie sehen aus wie Brokkoli. Durch die Kopierfehler (Mutationen) der Grippeviren verändern sich genau diese Brokkoli-Formen auf ihrer Außenhülle immer ein kleines bisschen: Deswegen sind sie für unsere Körperabwehr nicht wiederzuerkennen.

Manchmal entstehen durch die Produktionsfehler harmlosere Grippeerreger, manchmal aber auch ganz fiese. Darum müssen ständig neue Grippe-Impfstoffe entwickelt werden, die aber niemals einen so sicheren Schutz bieten können wie bei Viren, die nicht mutieren, wie zum Beispiel bei den Pocken. Ein weiteres Problem ist, dass auch Tiere mit Grippeviren infiziert sein können, welche sich ebenfalls ständig verändern und auf den Menschen überspringen können. Und es kann sogar passieren, dass zwei unterschiedliche Grippeviren sich in einer Zelle treffen und beim Kopiervorgang dann aus Versehen zu einem neuen Virustyp zusammengebaut werden, der dann besonders gefährlich ist! Auf diese Weise muss auch der super ansteckende und tödliche Virus vom Jahr 1918 entstanden sein.

Übrigens haben diese fiesen kleinen Grippeerreger eigentlich gar kein Interesse daran, ihre Opfer umzubringen. Sie benötigen uns ja, um sich fortzupflanzen. Die meisten Menschen, die bei einer Grippeinfektion sterben, sterben letztendlich auch nicht durch das Virus, sondern an zusätzlichen Entzündungen im Körper, die durch Bakterien ausgelöst werden. Meistens Lungenentzündung. Das Abwehrsystem ist mit der Virusabwehr so beschäftigt, dass es andere Fremdkörper nicht auch noch so ideal bekämpfen kann. Darum kann auch bei Grippe ein Antibiotikum Leben retten, obwohl es gegen Viren ja null hilft.

Was ist schlimmer: Influenza oder Influencer?

So richtig gute Anti-Grippe-Medikamente gibt bis heute eigentlich gar nicht. Aber die Forschung arbeitet natürlich mit Hochdruck an Medikamenten gegen Influenza, genau wie an der Entwicklung einer Grippeimpfung, die möglichst gegen ALLE Arten der Influenza-Viren hilft.

Darum sollte das Risiko durch Influenza wirklich nicht unterschätzt werden. Genauso wenig allerdings wie das Risiko, das von manchen Influencern ausgeht. Während der Corona-Pandemie konnte man beobachten, wie sich *Fake News* (cooleres Wort für Falschmeldungen) übers Internet schneller verbreiteten als die Viren selbst. Manche waren richtig hart: Es sollte angeblich eine Wundermedizin gegen Corona geben, die aber in Wirklichkeit ein Bleichmittel ist (also eine Chemikalie, um Flecken aus Kleidung zu entfernen).

Und sonst so?

Der garantiert bekannteste Verbreiter gefährlichen Schwachsinns war damals der Präsident der Vereinigten Staaten Donald Trump persönlich! Er schlug vor, mal zu versuchen, das Corona-Virus im Blut durch das Spritzen von Desinfektionsmitteln abzutöten! Das ist ungefähr genauso eine schlaue Idee wie Batterien zu essen, wenn man müde ist – nämlich gar keine! Auf Twitter machten sich danach viele Leute den Spaß, unter #HeilenwieTrump eigene Vorschläge zur Behandlung von Krankheiten zu verbreiten: Memory-Karten schlucken gegen Alzheimer[36]. Kühlmittel trinken gegen Fieber. Eierlikör saufen gegen Unfruchtbarkeit. Tintenkiller gegen blaue Flecken. Und mein persönlicher Lieblingsvorschlag: „ABC-Pflaster"[37] gegen Lese- und Rechtschreibschwächen! Hätte ich als Kind in der Schule gut mal gebrauchen können[38]!

Gegen Grippe war leider kein Trump-Rezept dabei. Darum gilt weiterhin: Da muss man einfach durch.

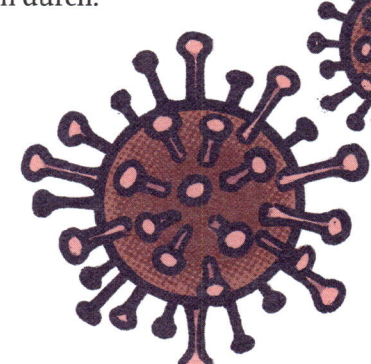

---

36 Alzheimer ist eine Krankheit, bei der man alles vergisst.

37 Das sind so schöne große Wärmepflaster gegen Rückenschmerzen.

38 Und Leute, es ist ja wohl klar, dass ALLE diese Vorschläge lebensgefährlich sind. Allen voran der, sich Desinfektionsmittel zu spritzen! Obwohl ich davon ausgehe, dass niemand von euch so beknackt wie Donald Trump ist, möchte ich das zur Sicherheit noch mal betonen.

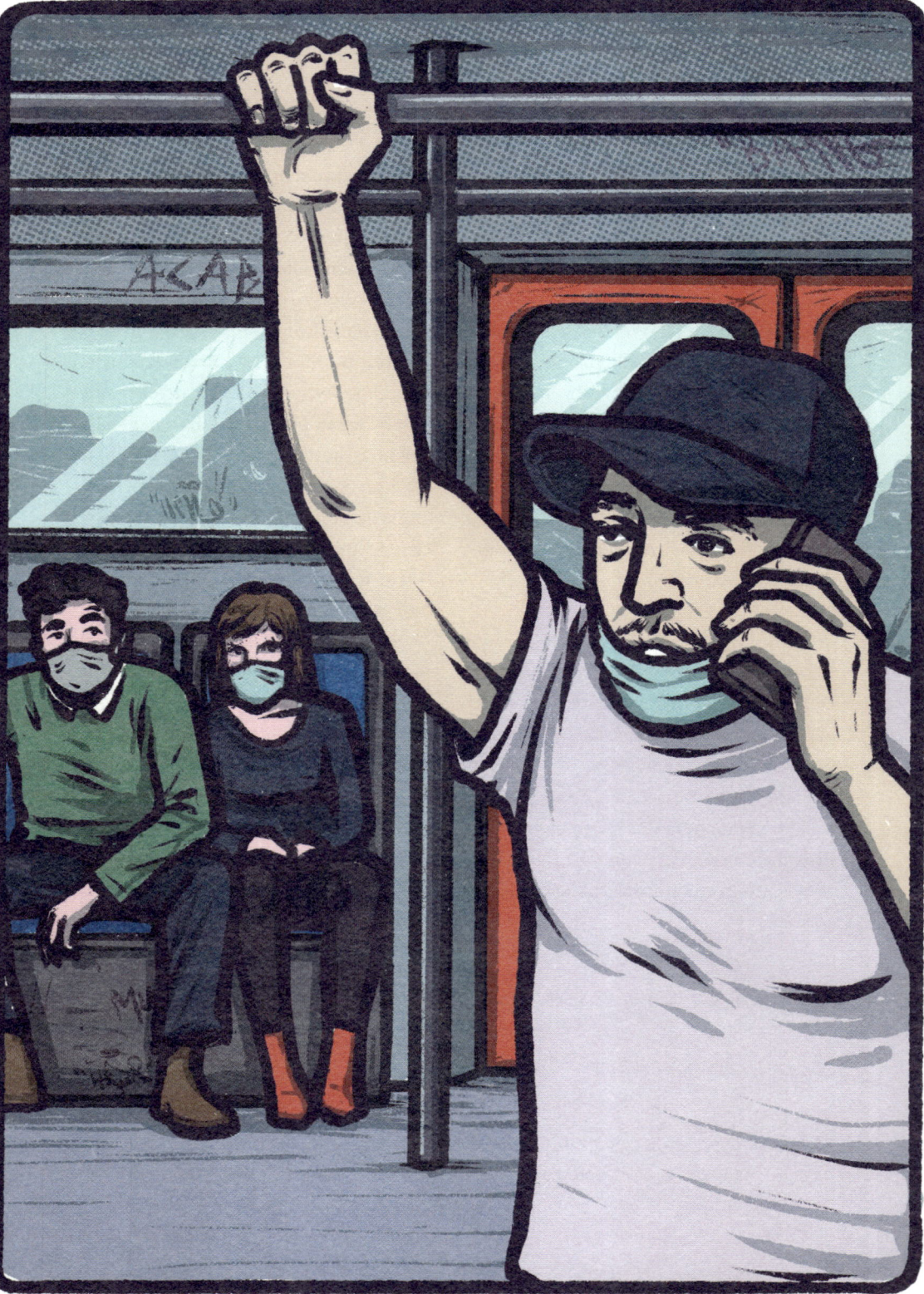

CORONA

Kein Billig-Import aus China

Es gibt bei uns ja unendlich viele Sachen aus China, bei denen es uns null interessiert, woher sie genau kommen und wie sie entstanden sind. Ganz anders ist es bei diesem Virus! Entstanden ist es wahrscheinlich in Asien durch irgendeine Kreuz-und-quer-Infektion von Fledermäusen[39] und anderen Wildtieren. Ende 2019 ist es dann wohl in China auf einen Menschen übergesprungen. Ganz genau weiß das bis jetzt keiner.

Überhaupt ist vieles über dieses neuartige Virus noch unbekannt. Nur eins steht mit Sicherheit fest: Die Corona-Pandemie wird in die Geschichtsbücher eingehen! Ich finde, das ist ein extrem seltsames Gefühl: Man ist bei etwas voll dabei, von dem sie in den Medien überall sagen, dass es eine giga-geschichtliche Bedeutung haben wird. So in etwa wie ein Weltkrieg oder so!

Es sterben Millionen Menschen und es gibt eine Weltwirtschaftskrise. Trotzdem waren meine größten persönlichen Probleme in der Corona-Zeit zuerst nur so langweilige Sachen wie Klopapiermangel oder eine schlechte WLAN-Verbindung. Na ja, dass die Schulen geschlossen wurden, das fand ich schon richtig schlimm. Mein Sohn auch. Aber meine Tochter war begeistert.

Klopapiermangel als großer historischer Moment

Dass mir die Corona-Pandemie persönlich gar nicht so weltbewegend vorkam,

---

[39] Ja, ja, liebe Besserwisser, eigentlich waren das Flughunde und nicht Fledermäuse. Beide sehen ziemlich gleich aus und gehören zu den Fledertieren. Flughunde essen aber lieber Obst statt Insekten.

liegt aber bestimmt nur daran, dass bisher niemand aus meiner Familie oder von meinen Freunden die Krankheit hatte oder daran gestorben ist. Auch sind bisher keine Militärfahrzeuge mit Särgen durch unsere Straßen gefahren, wie in Italien. Man soll zwar lieber zuhause bleiben, aber mit der Familie draußen zu spielen oder spazieren zu gehen war bei uns bisher immer erlaubt. Anders als in Spanien, da waren die meisten Leute viele Wochen lang wie eingesperrt. Bei uns im Supermarkt waren zwar manche Regale leer, aber niemand ist verhungert wie in Indien oder Afrika. Und Hamsterkäufe wurden bei uns auch nicht unter Todesstrafe gestellt wie im Iran.

Trotzdem, so eine Ausnahmesituation wie im Frühjahr 2020 habe ich noch nie erlebt: Es flogen keine Flugzeuge, man durfte nirgendwohin fahren (schon gar nicht in den Urlaub!), man durfte sich nicht mit mehreren anderen Leuten treffen und die meisten Läden wurden geschlossen. Fast keiner ging mehr zur Arbeit, und in Supermärkten und Bussen müssen seitdem alle Schutzmasken tragen. Im Fernsehen verfolgten wir jeden Abend gebannt die Corona-Infektionszahlen und auch die Todeszahlen. Eine Zeitlang war das deutlich spannender als jede Netflix-Serie. Wie die Pandemie weitergehen wird, ist völlig ungewiss. Im Moment, da ich dies schreibe, wartet die ganze Welt darauf, dass alle Menschen, die das möchten, geimpft werden können.

Der Geburtstag fällt aus und alle singen „Happy Birthday"

Und trotzdem kommt bei mir einfach keine richtige „Dies ist ein großer historischer Moment"-Stimmung auf. Oder kannst du dir vorstellen, dass du mal als Zeitzeuge mit deiner Enkeltochter in die Schule gehst, weil sie ein Referat über die Corona-Pandemie (von 2020 bis 202X) halten muss? Aber so könnte es eines Tages sein! Woran erinnerst du dich dann? Man kann ja nicht nur erzählen, dass man bis zwei Uhr morgens Minecraft gedaddelt hat. Oder dass man seine Mutter angekackt hat, weil es statt Spagetti nur komische, braune Dinkel-Nudeln gab. Fällt einem vielleicht die ausgefallene Geburtstagsparty ein? Oder die selbst genähten Masken und das ständige Händewaschen?

Der allgemeine Händewasch-Wahn ist auf jeden Fall das Erste, woran ich mich coronamäßig erinnere: Anfangs hieß es, man könnte sich am besten vor dem

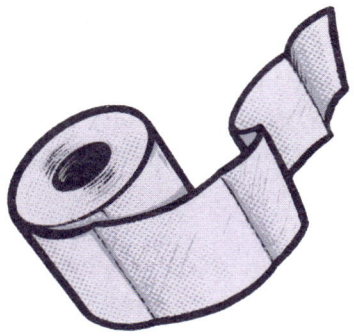

Virus schützen, wenn man sich so oft wie möglich die Hände waschen würde – und zwar so lange, wie es dauert, um zwei Mal „Happy Birthday" zu singen. Ein Mund-Nasenschutz sei nicht nötig und würde wenig bringen. Bald stellte sich aber heraus, dass das nicht stimmte. Hauptsächlich durch unsere Atemluft verbreitete sich das Virus ruckzuck über die ganze Erde.

Viele Wissenschaftler schätzten das neue Corona-Virus zuerst falsch ein, weil sie vermuteten, es würde sich ähnlich verhalten wie ein anderes Corona-Virus: nämlich das 2002 ebenso plötzlich in Asien aufgetretene SARS-CoV. Der Name steht für „severe acute respiratory syndrome coronavirus". Auf Deutsch bedeutet das so viel wie „schweres akutes Atemwegserkrankungs-Coronavirus". Die Krankheit wurde nur kurz „SARS" genannt.

Tatsächlich verursacht „unser" Corona-Virus auch eine schwere, akute Atemwegserkrankung. Aber unser neues Virus vermehrt sich nicht so wie das andere ganz weit unten in der Lunge, sondern auch in den oberen Atemwegen (also in der Nase und hinten im Hals). Darum ist es auch viel ansteckender. Es muss nicht erst ganz in die Tiefen unserer Lunge gelangen, um uns krank zu machen. Und es verteilt sich beim Sprechen und Husten viel schneller in die Luft, weil es ja viel weiter oben sitzt. Darum überträgt es sich so einfach. Also hat „unser" Corona jetzt den Namen SARS-CoV-2 bekommen. Das vorige Virus heißt nun dafür SARS-CoV-1, damit man die beiden nicht verwechselt.

Den Namen „Corona" hat das Virus übrigens einfach wegen seiner Form. Das lateinische Wort Corona bedeutet nämlich Krone. Und diese Viren sind ja kugelig und haben rundherum Zacken – inzwischen könnte jeder Zweijährige ein Corona-Virus zeichnen. Es gibt auch noch ungefährliche Corona-Viren, die den Medizinern schon länger bekannt sind. Aber unser neues Corona-Virus ist leider gefährlich. Offiziell heißt die Krankheit jetzt übrigens Covid-19. Das steht für „Corona-Virus Disease 2019" und bedeutet „Corona-Virus Erkrankung 2019" (weil es 2019 entdeckt wurde). Achtung beim Angeben: Covid-19 heißt also nicht das Virus, nur die Erkrankung!⁴⁰

Was geht's mich an?

Ich muss zugeben, dass ich noch Ende Januar 2020 glaubte, das neue Corona-Virus würde ein chinesisches Privatproblem bleiben. Ich hätte im Traum nicht daran gedacht, dass auch bei uns bald die Läden, Schulen und Betriebe schließen würden. Am Anfang wurde Corona auch oft verharmlost. Es hieß, es sei nicht schlimmer als die Grippe. Wenn man aber bedenkt, dass echt viele Menschen jährlich an Grippe sterben, obwohl wir dagegen Impfungen haben, kommt mir das total bescheuert vor. Irgendwann hatten aber wohl doch viele Leute Panik vor Corona. Sonst hätten sie ja nicht zuhause tonnenweise Klopapier, Mehl, Hefe, Nudeln und Dosensuppen gestapelt.

Von etwas Kratzen im Hals bis zum langen Todeskampf ist alles drin!

Nach der Ansteckung mit Covid 19 dauert es normalerweise 5-6 Tage, bis man die ersten Beschwerden merkt. Man fühlt sich schlapp, bekommt Fieber, kratzigen Husten und meistens Muskelschmerzen. Übrigens ist man schon für andere ansteckend, BEVOR man etwas merkt. Manche Leute sind auch infiziert und haben gar keine Symptome. Trotzdem können sie andere anstecken, was die Sache ziemlich kompliziert macht.

---

40 Anfangs wollte man die Krankheit nach dem Ort benennen, an dem sie zuerst aufgetaucht ist. Viele Krankheiten heißen ja wie ihr Entdeckungsort: Ebola hat seinen Namen vom Fluss Ebola in Afrika, und das Marburg-Virus wurde nach einer schnuckeligen Stadt in Hessen benannt, weil es dort an der Uni erforscht wurde und eine Ärztin dabei starb. Auch unser Corona sollte zuerst „Wuhan Coronavirus" heißen, nach der Stadt Wuhan in China, wo es zuerst ausgebrochen war. Es wurde sogar am Anfang „Wuhan Fischmarkt Lungenentzündungs-Virus" genannt, weil sehr viele der ersten Krankenhaus-Patienten auf einem bestimmten Markt gewesen waren. Aber die Weltgesundheitsorganisation WHO hat bestimmt, dass neue Krankheiten nicht mehr wie Orte genannt werden sollen. Bei der Spanischen Grippe sieht man ja, wie falsch man dabei liegen kann. Und die Marburger sind bis heute ziemlich gepestet, wie viele Menschen im Ausland zuerst an ein tödliches Fieber denken, wenn sie „Marburg" hören, statt an ihre wunderschöne Altstadt mit Fachwerkhäuschen. Und stell dir mal vor, wie rassistisch das wäre, wenn Corona jetzt zum Beispiel „China-Krankheit" heißen würde. Als die Pandemie losging, sind ja auch so schon genug Menschen mit asiatischem Aussehen beschimpft worden.

Typisch für eine Corona-Infektion ist, dass man für längere Zeit (auch danach) schlecht riechen und schmecken kann. Um sicher zu wissen, ob jemand nun Covid-19 hat oder nur eine Erkältung oder Grippe, muss ein Corona-Test gemacht werden.

Richtig gefährlich ist das Corona-Virus, wenn es eine Lungenentzündung verursacht. Die Patienten bekommen dann häufig nicht genug Sauerstoff ins Blut und müssen beatmet werden. Das klingt vielleicht gar nicht so dramatisch, ist es aber! In vielen Fällen ist es übrigens unser Immunsystem selber, was Corona tödlich macht, weil es irgendwie überreagiert. Das nennt sich *Zytokinsturm*. Diese Botenstoffe (Zytokine genannt) sind eigentlich superwichtig, denn sie alarmieren unsere Körperzellen und andere Abwehrzellen. Bei einem Zytokinsturm werden aber viel zu große Mengen davon ausgeschüttet, was eine massenhafte Aktivierung weiterer Immunzellen verursacht, die produzieren dann auch wieder zu viel von dem Zeug, und das zerstört dann das Gewebe der Lunge oder anderer lebenswichtiger Organe. Die Abwehrreaktion kann so nicht wieder heruntergefahren werden und unser Immunsystem brennt praktisch komplett durch.

Die allermeisten, die an Covid-19 sterben, sind ältere und kranke Menschen. Es ist aber definitiv nicht so, dass die Leute, die an Corona sterben, ohnehin bald alle gestorben wären. Der megaassige Gedanke, es könnten ja einfach alle Risikopatienten zuhause bleiben, während die anderen weiter feiern, macht auch keinen Sinn: Die Zahl der Leute, die über sechzig Jahre alt sind oder die noch andere Krankheiten haben (auch wenn sie jung sind!), ist nämlich riesig. Außerdem wissen viele Leute gar nichts von ihrer Vorerkrankung. In Deutschland schätzt man, dass jeder Vierte ein erhöhtes Risiko für einen schweren Verlauf von Covid-19 hat. Das sind ne ganze Menge Menschen!

Kein Platz im Krankenhaus: Wer darf leben?

Bei uns in Europa war Italien das erste Land, wo sich das Virus ausbreitete. Im Fernsehen konnte man Bilder aus italienischen Krankenhäusern sehen, deren Intensivstationen so überfüllt waren, dass die Ärzte Patienten sterben lassen mussten, einfach, weil es nicht genug Beatmungsgeräte gab. Ganz, ganz schrecklich! Also wurden fast überall in Europa krasse Maßnahmen ergriffen, um die Corona-Ansteckungen sofort richtig doll zu verlangsamen. Es sollte auf keinen Fall passieren, dass zu viele Menschen gleichzeitig krank werden. Und das hat dann auch erstmal gut geklappt, und zwar, weil sich die allermeisten Leute gut an die sogenannten Corona-Regeln gehalten haben. Im Nachhinein wurde von manchen gemeckert: „Seht ihr, es war ja doch alles nicht so schlimm". Das ist allerdings echt beknackt: Es war ja eben nur DESWEGEN nicht so schlimm, WEIL es einen Lockdown[41] gab und die Leute zu Hause geblieben sind. Ich bin gespannt, wie oft das noch wiederholt werden muss und wie gut die Leute da weiterhin mitmachen.

Ich habe in der Corona-Krise gelernt, wie schwierig das Vergleichen von Zahlen ist. Ein Land mit vielen Menschen hat natürlich viel mehr Neuansteckungen als eines mit wenigen. Und ein Land, das ganz viele Tests macht, entdeckt immer mehr Infizierte als eines, das kaum testet. Die Zahl der positiven Testergebnisse sagt also nur wenig darüber aus, wieviel Prozent der Bevölkerung das Virus wirklich haben oder hatten. Am Imperial College in London versuchten Wissenschaftler auszurechnen, wie viel mehr Tote es in Europa wohl gegeben hätte, wenn es in den ersten sechs Monaten KEINE Maßnahmen gegen die Ausbreitung von Corona gegeben hätte. Sie schätzen, dass 3,1 Millionen Menschen mehr gestorben wären. Allein in Europa! Auch mit solchen Studien muss man natürlich vorsichtig sein, denn die Leute wären irgendwann sicher auch ohne die Vorschriften ihrer Regierungen auf die Idee gekommen, zuhause zu bleiben. Aber trotzdem zeigt uns die Rechnung, dass höchstwahrscheinlich sehr viele Menschen durch die Corona-Maßnahmen gerettet wurden.

Wissen ist wichtig

Wie schlimm unsere aktuelle Corona-Pandemie wirklich ist oder noch wird, wissen wir wohl erst, wenn sie ganz vorbei ist. Auf jeden Fall hat sich gezeigt, dass jeder Einzelne von uns mitverantwortlich dafür ist, wie eine Pandemie verläuft.

---

41 Als „Lockdown" oder „Shutdown" wurde in der Corona-Pandemie die Phase bezeichnet, in der allen empfohlen wurde, möglichst zuhause zu bleiben. Die Schulen, Spielplätze, Einkaufszentren und Ländergrenzen waren gesperrt. Es gab im Frühjahr 2020 auch strenge Kontaktbeschränkungen: Man durfte zum Beispiel höchstens eine weitere Person außerhalb des eigenen Haushaltes treffen.

Um mit dieser Verantwortung richtig umzugehen, sollten wir möglichst gut informiert sein. Mir fällt es immer viel leichter, Regeln einzuhalten, deren Sinn ich verstehe. Weil sich Corona ja hauptsächlich über Tröpfchen aus der Atemluft überträgt, habe ich beim Händewaschfimmel zum Beispiel nicht so richtig mitgemacht (gründlich und öfter: Ja. Zwei Mal Happy Birthday: Nein).[42] Beim Thema Maske bin ich dagegen viel motivierter. Eine Studie hat gezeigt, dass gut anliegende, selbstgenähte Alltagsmasken richtig viel von den infektiösen Aerosolen (also den Minitröpfchen) auffangen können: manche über 90 Prozent. Ich trage meine Maske fleißig, weil ich weiß, dass es viel bringt. Aber allein an der frischen Luft mach ich sie runter.

Die Frage ist nur: Wie kommt man an gute Informationen? Ich persönlich traue lange nicht allem, was ich bei YouTube oder TikTok sehe. Ich verlasse mich auf Quellen wie www.tagesschau.de. Überhaupt vertraue ich den Informationen, die vom „Öffentlich-rechtlichen Rundfunk" kommen. Besonders gerne nutze ich dort die Möglichkeit, Podcasts zu hören. Aber Zeitungen oder Wikipedia helfen auch. Oder natürlich dieses Buch![43]

Ich bin gespannt, ob und wie Corona die Welt verändern wird. Wenn´s gut läuft, kloppt ihr euch bald schon wieder, ohne darüber nachzudenken, mit mehr als zehn Leuten gleichzeitig auf dem Schulhof. Wenn´s schlecht läuft, ist die Schule zu und ihr kloppt euch zuhause um den einzigen Laptop, bei dem die Kamera UND das Mikro gehen, und ihr fühlt euch ohne Mund-Nasenschutz draußen irgendwie nackt.[44]

---

[42] Da fällt mir ein Witz ein: *Menschen, die sich immer regelmäßig und gründlich nach Vorschrift die Hände waschen, leben im Schnitt sechs Jahre länger! Das entspricht übrigens ziemlich genau der Zeit, die sie durchschnittlich mit Händewaschen beschäftigt waren.*

[43] Auch dieser Witz zeigt, wie wichtig es ist, alles richtig zu verstehen: *In den Nachrichten haben sie gesagt, man sollte in der Öffentlichkeit nur einen Mund-Nasenschutz tragen und könnte damit schon sehr viel gegen die Verbreitung des Corona-Virus tun. Aber ohne mich! Ich ziehe mich nächstes Mal beim Einkaufen wieder richtig an. Alle haben gelacht und die Polizei haben sie auch gerufen!*

[44] Noch ein letztes, kleines Corona-Witzlein: *Kind zur Mutter: Mama, wann ist das mit diesem blöden Corona-Virus denn endlich vorbei? Mutter: Halt die Klappe und iss dein Klopapier.*

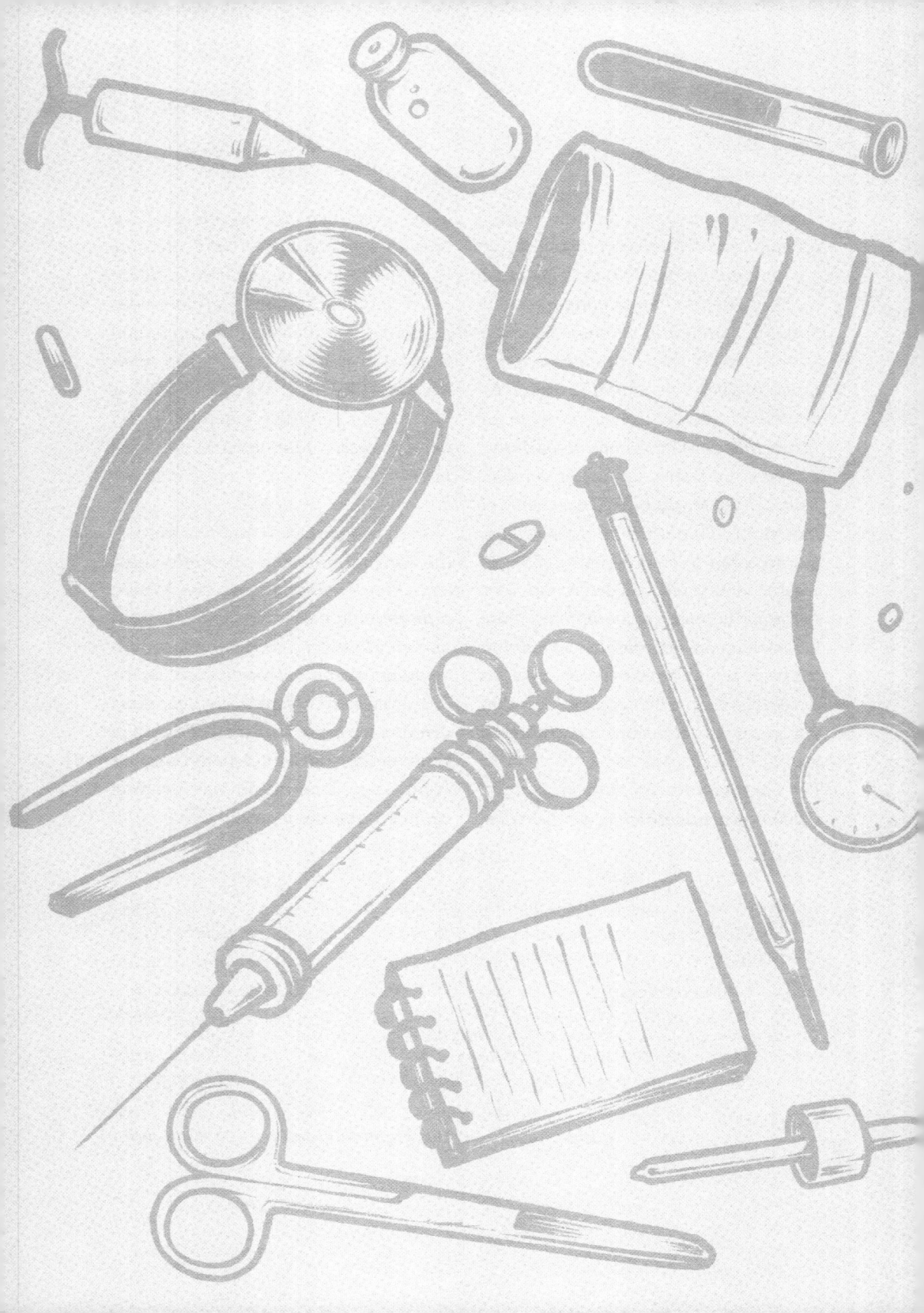

WHAT THE FUCK IST EIGENTLICH ...?

Das möglichst unlangweilige Glossar

Ob aus Interesse oder nur zum Klugscheißen, manche Leute lesen tatsächlich in Büchern das Glossar! Andere wissen nicht mal, was ein „Glossar" eigentlich genau ist (zu denen gehörte ich). Es ist einfach nur eine Liste von Wörtern mit Erklärungen dazu. Man braucht keine Angst davor zu haben. Ich habe versucht diese Worterklärungen so zu schreiben, dass man sie von vorne bis hinten lesen kann, ohne sich zu langweilen. Es ist sozusagen Bonusmaterial!

Du solltest unbedingt versuchen, bis zum Ende durchzuhalten, damit du erfährst, dass sich Robert Koch und Louis Pasteur ernsthaft über Regenwürmer gestritten haben und dass wir die Entdeckung des ersten Bakteriums eigentlich einer Frau zu verdanken haben.

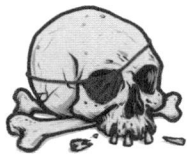

Antibiotikum
Früher: ein Wundermittel aus Schimmel

Das Wort Antibiotikum kommt (wie so oft) aus dem Griechischen von anti (also „gegen") und bios (was so viel wie „Leben" bedeutet).
Wenn es um mehr als eins davon geht, muss man Antibiotika sagen, daran erkennt man die echten Checker. Wir kennen Antibiotika als Medikamente gegen Infektionen, die durch Bakterien verursacht werden. Antibiotika zerstören nämlich Bakterien oder verhindern, dass sie sich vermehren.

Die Erfindung des Antibiotikums war DER Hammer der Medizingeschichte! Früher konnte man tatsächlich ganz easy abnibbeln, nur, weil man sich vielleicht beim Kartoffelschälen in den Finger geschnippelt hatte. Vor der Erfindung des Antibiotikums wurden Menschen oft schon von einer Mittelohrentzündung taub. An Keuchhusten, Blutvergiftung oder Lungenentzündungen verreckten die meisten Leute einfach.

Die Entdeckung des Antibiotikums ist eine meiner Lieblingsgeschichten. 1928 ging ein Londoner Mediziner mit dem Namen Alexander Fleming in die Ferien und verließ sein Labor wahrscheinlich ziemlich unaufgeräumt. Als er aus dem Urlaub zurückkam, fand er in einer seiner Versuchsschälchen das, was ich auch nach dem Urlaub in meinen Teetassen auf dem Schreibtisch finde: nämlich Schimmel!

Zum Glück war Fleming nicht nur etwas unordentlich, sondern auch ein genialer Bakteriologe. Ihm fiel auf, dass ein Schimmelpilz, der irgendwie in seine Bakterien-Zucht geraten war, deren Wachstum verhindert hatte. Er schrieb seine Beobachtungen genau auf und veröffentlichte sie. Einige Jahre später wurde aufgrund von Flemings Entdeckung das Antibiotikum Penicillin entwickelt, mit dem 1941 zum ersten Mal ein Mensch geheilt werden konnte. Es wurde benannt nach dem Schimmelpilz „Penicillium notatum", mit dem man das Bakterien tötende Medikament herstellte. Tatsächlich gab es auch vor Fleming bereits ein paar schlaue Köpfe, die eigentlich dasselbe bereits entdeckt und aufgeschrieben hatten, aber das hatte irgendwie keiner gelesen.

Antibiotika waren ein echtes Wundermittel. Zum Ende des Zweiten Weltkrieges waren sie noch lange nicht für jeden zu haben. Nur verwundete Soldaten wurden damit behandelt. Und wahrscheinlich ganz reiche Leute. Auf dem Schwarzmarkt waren sie wertvoller als Gold. Aber schon wenige Jahre später hatten alle Menschen in den reichen Ländern Antibiotika zur Verfügung, so viel sie wollten. Sie helfen so gut bei Bakterieninfektionen, dass sie bis heute sogar oft gegen Virus-Erkrankungen (zum Beispiel gegen Erkältungen) verschrieben werden, gegen die sie eigentlich gar nicht helfen.

Außerdem entdeckte man, dass Tiere durch Antibiotika schneller wachsen. Daher nutzt man sie ohne Ende in der Massentierhaltung. Total eklige Vorstellung: Fleisch zu essen, das vollgepumpt ist mit Antibiotika! Dieser Missbrauch hat dazu geführt, dass mittlerweile richtig viele Bakterien gegen richtig viele Antibiotika resistent (also unempfindlich) geworden sind.

Heute:
Lieber Antifaltencremes als Antibiotika

Es müssten dringend neue Antibiotika gegen diese resistenten Keime entwickelt werden. Das Problem ist aber, dass man mit denen erst mal kaum Geld verdienen würde. Man dürfte nämlich die neuen Antibiotika nur so wenig wie unbedingt nötig verschreiben, damit die Bakterien sich nicht so schnell an sie gewöhnen.

Darum interessiert es die Pharma-Firmen (Pharmazie ist das Schlau-Wort für Medikamente) nicht wirklich, viel Geld und Zeit in die Entwicklung neuer Antibiotika zu stecken. Lieber entwickeln sie bescheuerte Antifalten-Cremes oder Abnehm-Tabletten, damit kann man zurzeit mehr Geld verdienen. Das kann noch ganz schön nach hinten losgehen!

Antibiotika-Resistenzen
Warum Penicillin oft nichts mehr bringt

Wenn Bakterien mutieren, das heißt, wenn sie sich verändern, können sie so eine Art Superkräfte bekommen und dadurch gegen Antibiotika unempfindlich werden. Man sagt dann: Sie werden „resistent". Je mehr Antibiotika eingesetzt werden, desto schneller vermehren sich solche resistenten Bakterien.

Das funktioniert so: Angenommen, in unserem Körper vermehren sich krankmachende Bakterien oder Viren. Wir gehen zur Ärztin und bekommen ein Antibiotikum (hilft zwar nix gegen Viren, wird aber trotzdem oft von den Patienten gewünscht, und weil viele Ärzte nicht ewig rumsabbeln wollen, verschreiben sie es). Nun tötet das Antibiotikum jede Menge Bakterien in unserem Körper ab, auch die guten. Es überleben nur diejenigen, die zufällig durch eine Mutation resistent sind. Diese haben jetzt so richtig freie Bahn, sich ohne Ende zu vermehren, denn alle anderen Bakterien um sie herum, mit denen sie sonst Nahrung und Lebensraum teilen müssten, sind ja weggemoscht worden. Ohne das Antibiotikum hätten die mutierten Bakterien keinen Überlebensvorteil gehabt. Darum darf man das Zeug nur nehmen, wenn es wirklich nötig ist. Sonst sterben bald wieder Menschen, nur weil sie sich beim Schnitzen in den Finger gesäbelt haben.

Antigene
Fremde Knubbel in unserem Körper!

Das Wort Antigene finde ich verwirrend, weil es genau wie „Gene" klingt, also wie die Dinger im Zellkern, auf denen Erbinformation gespeichert ist. Damit hat es aber gar nichts zu tun. Antigene sind ganz bestimmte Merkmale auf der Oberfläche von Zellen, Bakterien oder Viren. Unser Immunsystem erkennt an ihnen fremde Eindringlinge wie Bakterien, Viren, Pilze oder Parasiten. Man kann sich Antigene vorstellen wie viele kleine Nupties oder Knubbel oder puzzleartige Penökel. Sie bestehen aus Eiweißen (Proteinen). Auch unsere Körperzellen haben solche Strukturen an der Oberfläche, aber die erkennt unser Abwehrsystem als eigene Zellen und greift sie nicht an. Falls doch, dann hat man eine Autoimmun-Erkrankung: nicht gut!

Angenommen, unser Immunsystem funktioniert schön brav, dann passiert genau, was der Name „Antigen" schon sagt: Die Puzzleformen-Nupties zum Beispiel auf einem Bakterium werden als etwas erkannt, wogegen man dringend Abwehrstoffe herstellen muss. Antigene: „Anti" steht für „gegen" und „gene" ist die Kurzform von generieren, also erzeugen. Und sobald unsere Abwehrzellen die Antigene gecheckt haben, tun sie genau das: Sie schieben die Produktion von Antikörpern an!

Antikörper
Speziell angepasste Superwaffen

Die Bildung von Antikörpern ist die super effektive Antwort unseres Immunsystems auf einen fremden Eindringling. Antikörper sind besondere Eiweißstoffe (also Proteine) und werden in großen Mengen gebildet. Antikörper sind Y-förmig und passen ganz absolut genau nur auf die Oberflächennupties (Antigene) des speziellen bösen Eindringlings und sonst nirgendwo dran. Darum nennt man das auch Schlüssel-Schloss-Prinzip, und danach wird grundsätzlich in allen Klassenarbeiten zu dem Thema gefragt, glaub es mir.

Die Antikörper puzzeln sich dann an die körperfremden Antigene auf den Viren oder Bakterien an. Das Ganze bildet so eine Art Klumpen, sodass sich die Keime nicht mehr richtig bewegen oder vermehren können. Außerdem erkennen die Fresszellen im Blut solche Antikörper-Klumpen und entsorgen sie samt den Eindringlingen. Es dauert allerdings einige Tage, bis unser Körper diese super spezifischen Antikörper-Waffen gegen ein unbekanntes Antigen hergestellt hat.

Zusätzlich werden auch immer Gedächtniszellen im Blut gebildet. Darum bekommen wir nicht zwei Mal im Leben Windpocken oder Masern. Gedächtniszellen sind auch das Geheimnis des Impfens: Sobald dasselbe Antigen vom Körper wiedererkannt wird, können die Gedächtniszellen sofort die Herstellung von fetten Mengen Antikörper klarmachen. Supersache, wenn es nicht die mutierenden Erreger gäbe: Viren wie zum Beispiel das Grippevirus verändern auch ihre Antigen-Nupties ein kleines bisschen und werden deswegen nicht wiedererkannt. Daher muss es jeden Winter neue Impfstoffe gegen die Grippe geben.

Bakterien
Viel cooler als Dinosaurier und James Bond zusammen

Bakterien leben schon über 100.000 mal länger auf der Erde als wir Menschen. Früher hat man sie auch Bazillen genannt. Sie waren die ersten Lebewesen auf dem Planeten. Genau genommen sind sie also unsere Vorfahren. Darum hat unser Körper auch so ein gutes Verhältnis mit so vielen von ihnen.

Bakterien sind zwar ganz unterschiedlich groß, aber dabei auf jeden Fall immer wirklich klein. Wenn du ein 1 Millimeter großes Sandkorn in etwa zweihundert bis tausend Teile teilst, dann hast du Stückchen in einer typischen Bakteriengröße.[45] Man sieht sie nicht mit bloßen Augen oder einer Lupe. Aber man erkennt sie gut mit einem Lichtmikroskop (das sind die Dinger, die ihr auch in der Schule habt, wo man ewig kurbelt und nichts scharf bekommt, bis man mit der Linse das Glasplättchen zerbricht).

Bakterien können die verschiedensten Formen haben. Ihren Namen haben sie (mal wieder!) von einem griechischen Wort, nämlich „baktērion", was „Stäbchen" heißt. Die ersten Bakterien, die man entdeckte, waren nämlich stäbchenförmig. Andere Bakterien sind kugelige Gebilde oder Spiralen oder

---

[45] Die meisten Bakterien sind 1 bis 5 μm lang. 1 Mikrometer ist ein tausendstel Millimeter, also wie 1 Millimeter in tausend Teile zerlegt.

fadenförmig oder sonst wie. Manche können sich auch selber fortbewegen, weil sie Geißeln haben (das sind so komische Fäden zum Schwimmen).

Bakterien ernähren sich von den verschiedensten chemischen Stoffen. Die Bakterien haben keinen Mund zum Fressen, sondern nehmen ihre Nahrung direkt durch ihre Außenwand auf. Im Inneren haben sie Zellorgane, in denen die aufgenommenen Stoffe verarbeitet werden. Später werden andere Stoffe ausgeschieden: diesen Kreislauf nennt man übrigens Stoffwechsel. Was bei Bakterien wieder rauskommt, sind zwar nicht etwa winzig kleine Kackhaufen, aber manchmal sind es Stoffe, die für unseren Körper Gift sind und uns krank machen. Wie zum Beispiel bei der Pest oder Cholera.

Fortpflanzung ohne Sex:
Bakterien können vieles,
was Menschen nicht können

Bakterien sind in der Regel Einzeller. Zum Vergleich: Ein Mensch besteht aus etwa dreißig Billionen Zellen. Um sich zu vermehren, teilen Bakterien sich einfach. Sie haben also keinen Sex. Manche Bakterien vermehren sich langsam, wie zum Beispiel der Lepra-Erreger. Der hat so eine feste Panzer-Hülle, dass er 10 bis 14 Tage braucht, um sich einmal zu teilen. Die Kolibakterien im Darm benötigen zum Verdoppeln dagegen nur zwanzig Minuten! Theoretisch könnten aus einem einzigen Kolibakterium in 24 Stunden 5.000.000.000.000.000.000.000 neue Kolibakterien entstehen. Darum benutzt man sie auch in Laboren für alle möglichen Versuche und Gen-Technik-Experimente. Mit diesen Bakterien haben wir aber kein Mitleid, weil sie keine süßen Knopfaugen haben.

Härter als jeder Superheld

Bakterien sind die krassesten Überlebenskünstler überhaupt und haben sich an ihre verschiedenen Lebensumräume über mehrere Milliarden Jahre top angepasst. Kochende Hitze, Trockenheit, Kälte, kein Sauerstoff: Die Bakterien sind trotzdem da! Sie überleben definitiv mehr Gefahren als James Bond, Lord Voldemort, Lara Croft und Superman zusammen. Viele haben außen richtig feste Zellwände und dazu noch Schleimhüllen oder Kapseln zum Schutz. Und manche überleben darum selbst unseren Magensaft, wie zum Beispiel das Tuberkulose-Bakterium. Dabei ist unsere Magensäure praktisch Salzsäure, und die kann sogar Eisen auflösen.

Mit Antibiotika können wir Bakterien töten oder an ihrer Vermehrung hindern (was im Prinzip dasselbe ist). Manche Antibiotika werden wiederum von anderen Bakterien oder Pilzen gebildet. Das erste und bekannteste Antibiotikum ist Penicillin, was ursprünglich von einem Schimmelpilz produziert wird. Im Moment sind die meisten Bakterien wahrscheinlich hauptsächlich damit beschäftigt, sich an diese neuen Herausforderungen durch Antibiotika überlebenstechnisch anzupassen. Und dann: Viel Spaß!

Blut
Der Super-Saft

Durch den Körper fließen ungefähr 5 Liter Blut, je nachdem wie groß wir sind. Das Blut besteht gut zur Hälfte aus Blutplasma. Die andere Hälfte sind die roten und weißen Blutzellen, die im Blutplasma herumschwimmen. 99 Prozent unserer Blutzellen sind die winzigen roten Blutkörperchen. Sie heißen Erythrozyten und transportieren den Sauerstoff. Die weißen Blutzellen sind Abwehrzellen und ein oberwichtiger Teil unsers Immunsystems. Sie heißen Leukozyten und können (anders als die roten) die Blutgefäße verlassen und auch außerhalb des Blutes nach fremden Eindringlingen mit Antigenen drauf suchen. Sie lungern ohne Ende in den Lymphknoten herum oder rollen in unserem Gewebe über die Zelloberflächen. Dabei erkennen sie übrigen auch Krebszellen.

Endemie s. Pandemie S. 118

Epidemie s. Pandemie S. 118

Immun

Wenn man immun ist, heißt das, dass man unempfindlich gegen einen bestimmten Krankheitserreger ist. Wir können durch eine Impfung immun sein oder durch eine durchgemachte Infektion. Unser Körper kann dann die Infektion abwehren, ohne dass wir krank werden.

Immunsystem

Unser gesamtes Abwehrsystem gegen krankmachende Keime aller Art nennen wir Immunsystem. Es besteht aus wirklich krass vielen verschiedenen Teilen.

Die erste Hürde für alle Eindringlinge ist unsere Haut, inklusive aller Schleimhäute. Auch so unappetitliche Dinge wie Nasenhaare, Popel und Ohrenschmalz gehören alle zu unserer Körperabwehr. Sie sind die ersten Barrikaden gegen Krankheiten. Dann gehören zum Immunsystem aber auch das Knochenmark, das ganze Lymphsystem, die Thymusdrüse oder auch die Milz. Spätestens jetzt sieht man, wie wenig wir unser Immunsystem kennen. Fragt mal eure Eltern, wo eigentlich die Milz ist und wozu wir sie brauchen. Das weiß fast niemand.[46]

Ein Teil unserer Abwehr ist angeboren, wie die äußere Abwehr aus Haut und Wimpern und so. Andere Teile der Abwehr nennt man die „erlernte" Abwehr, das sind zum Beispiel die speziellen Antikörper und die Gedächtniszellen, die wir gegen bestimmte Krankheiten erst bilden. Das ist wirklich so cool von unserem Körper, der vergisst die Sachen nämlich nicht so schnell wieder wie wir. Alles in allem ist es wirklich ein Wunder, dass das so super funktioniert!

Impfung
Einen Krieg gewinnen, ganz ohne den Feind

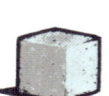

Beim Impfen spielen wir unserem Immunsystem einen genialen Streich: Wir bringen etwas in den Körper, was von ihm als ein bestimmter Krankheitserreger erkannt wird, aber überhaupt keiner ist.

Das können zum Beispiel Bruchstücke von Virushüllen sein oder abgetötete Bakterien. Die Hauptsache ist, dass unsere Abwehrzellen die ganz bestimmten Antigene (also die superspeziellen Nupsis) auf den Oberflächen der Erreger noch erkennen können. Dann setzt automatisch die Immunreaktion ein. Es werden Antikörper und Gedächtniszellen gebildet. Wenn nun der richtige Krankheitserreger eines Tages in unseren Körper gelangen sollte, wird er sofort erkannt und von Antikörpern oder Killerzellen bombardiert.

Diese Art von Impfstoffen heißen Totimpfstoffe oder inaktivierte Impfstoffe, weil die Keime ja nicht mehr aktiv sind. Sie können sich unter keinen Umstän-

---

46 Damit ihr die Antwort kennt: Die Milz dümpelt irgendwo in der Nähe unseres Magens herum und in ihr vermehren und häufen sich ohne Ende weiße Blutzellen (die Abwehrzellen, also Lymphozyten). Nebenbei zerlegt die Milz auch alte rote Blutzellen, die nicht mehr gebraucht werden.

den mehr vermehren. Darum sind sie vollkommen ungefährlich. Ganz neue Impfstoffe bringen unseren Körper dazu, einige Virusproteine sogar selber herzustellen, die unser Immunsystem dann abwehrt. Genial!

Es gibt auch noch Lebendimpfstoffe. Dabei werden lebende (aber natürlich abgeschwächte) Viren oder Bakterien bestimmter Erkrankungen verabreicht. Die können zwar die Krankheit nicht auslösen, leiten aber eine Immunreaktion ein, inklusive Gedächtniszellen: das ganze Programm. Lebendimpfstoffe gelten als besonders wirksam.[47]

Lebendimpfstoffe sind übrigens nicht brauchbar bei Menschen, die ein geschwächtes Immunsystem haben. Das könnte nämlich auch mit ganz schwachen Erregern schon überfordert sein. Bei Normalos kann es ab und zu passieren, dass man sich schlappi fühlt und geschwollene Lymphknoten hat, weil ja eine heftige Immunreaktion im Körper abgeht.

Aber im Vergleich zur echten Erkrankung ist es wirklich lächerlich herumzujammern, weil es an der Einstichstelle etwas juckt oder wehtut. Das ist nämlich in der Regel das Schlimmste, was beim Impfen passieren kann. Natürlich würden radikale Impfgegner etwas ganz anderes sagen. Zum Thema Impfen gibt es nämlich allerhand Verschwörungs-Märchen. Zum Beispiel, dass uns dabei ein Chip eingepflanzt wird, mit dem wir dann von Außerirdischen kontrolliert werden. Das halte ich allerdings persönlich für ungefähr so glaubhaft wie die Behauptung, die Erde sei eine Scheibe.

Heute lassen in reichen Ländern immer weniger Eltern ihre Kinder impfen. Darum brechen zum Beispiel die Masern ständig wieder aus, statt endlich vollkommen zu verschwinden. Das liegt aber nicht daran, dass sehr viele Leute irgendwelchen Impfungs-Verschwörungsquatsch glauben. Es ist eher Impfmüdigkeit: Die Leute verdödeln die Impfungen und halten sie nicht

---

47 Ein richtiger Klugscheißer könnte die Hand heben und so lange mit den Fingern schnipsen, bis er drankommt, um dann zu rufen: „Frau Lehrerin, es kann doch keinen Lebendimpfstoff bei Viren geben. Die sind doch gar keine Lebewesen!" Und dafür würde er bestimmt dann eine mündliche 1 bekommen, denn damit hat er völlig Recht. Aber trotzdem sagt man beim Impfen mit Viren, die noch aktiv sind, „Lebendimpfstoff". Ätsch!

mehr für wichtig. In armen Ländern ist das ganz anders, denn dort erlebt man diese Krankheiten ja wirklich noch regelmäßig. Bei uns hat man ihre furchtbaren Folgen einfach nicht vor Augen.

Darum taucht immer mal wieder die Frage auf, ob Impfen nicht zur Pflicht werden sollte. Viele Leute bekommen bei dem Gedanken sofort Pickel und Haarausfall, denn das würde ihre Freiheit einschränken. Aber man sollte bedenken, dass Impfungen ja nicht nur einen selber betreffen. Manche Menschen dürfen sich wegen Krebs oder einer Immunschwäche nicht impfen lassen. Sie sind darauf angewiesen, dass die anderen alle geimpft sind, damit die Krankheitserreger nicht im Umlauf sind. Diese Menschen müssen wir ja auch schützen! Das nennt sich übrigens Herdenschutz.

Um die Ausrottung einer der heftigsten Krankheiten, der Pocken, haben sich zum Glück die Generationen vor uns gekümmert. Das können wir nicht mehr verkacken. Wir müssen wohl alle mal unseren Omis dafür ganz lieb Danke sagen!

Infektion
Eklig! Eklig! Keiner will das wirklich wissen: Aber so stecken wir uns an!

Infektion bedeutet so viel wie Ansteckung: Irgendeinem Krankheitserreger ist es gelungen, in unseren Körper einzudringen und sich nun darin zu vermehren. Dafür muss er erst mal einige Barrieren wie Nasenhaare, Tränenflüssigkeit, Speichel oder Magensäure überwinden. Die wenigsten schaffen das! Die, die es doch schaffen, dringen meist über Verletzungen auf der Haut, den Magen-Darm oder besonders gerne über unsere Schleimhäute und Atemwege in uns ein.

Tröpfcheninfektion
Achtung: Mathelehrer!

Viele Erreger, besonders Viren, verbreiten sich durch Tröpfcheninfektion. Leider, leider versprühen Menschen ihren Speichel und ihren Nasenschleim ständig in Form klitzekleiner Tröpfchen in der Luft. Wer mal das Glück hatte, im Gegenlicht zu niesen, der hat den Sprühnebel sicher schön sehen können, den man dabei mehrere Meter weit in die Welt hinausprustet. Ich hatte früher das Pech, einen Mathelehrer zu haben, der beim Sprechen so sehr gespuckt hat, dass man ihm eigentlich gar nicht zuhören konnte, weil man ständig nur auf den Sabber geschaut hat, der ihm aus dem Gesicht geflogen kam. Wenn er sich direkt vor unsere Tische stellte, um etwas zu erklären, waren auf den Heften danach immer überall nasse Flecken. ECHT SCHLIMM! Ihr könnt euch denken, dass ich den Lehrer NIE was gefragt habe.

Das eigentliche Problem bei der Tröpfcheninfektion sind aber nicht speziell Mathelehrer, sondern dass beim Sprechen aller Leute IMMER kleine Tröpfchen herumfliegen. Die sind meist gar nicht sichtbar und so leicht, dass sie sich wie Rauch oder Nebel ganz lange schwebend in der Luft halten können. Man spricht dann von einem Aerosol. Das Einatmen solcher Minitröpfchen mit daran haftenden Virus-Partikeln ist der häufigste Grund für die Ansteckung mit Masern, Erkältungsviren oder dem Grippe- und Corona-Virus. Aber auch bakterielle Infektionen übertragen sich auf diesem Weg, wie zum Beispiel Tuberkulose.

Ich finde es eine ziemlich seltsame Vorstellung, dass ich ständig etwas einatme, was andere ausgeatmet haben. Aber was soll´s, man kann es nicht verhindern. Man kann nur viel lüften oder am besten gar nicht so viel in engen Räumen herumhocken.

Schmierinfektion
Scheiße aus der Poporitze, Heladiladilo, wandert schnell zur Fingerspitze, Heladiladilo!

Es gibt aber auch andere Möglichkeiten, sich anzustecken. Es geht zum Beispiel super beim Küsschengeben. Was auch funzt: Wenn dir jemand die Hand schüttelt, mit der er vorher an seiner Nase gepult hat oder in die er fleißig reingehustet hat. Danach fummelst du dir vielleicht im Mund rum oder reibst dir das Auge und trägst damit die Krankheitserreger direkt auf deine Schleimhaut auf. Das nennt sich dann Schmierinfektion. Es gibt viele Ärzte, die ihren Patienten deswegen nicht die Hand geben. Keine dumme Idee eigentlich!

Wenn du diese Vorstellung von fremden Popelhänden schon eklig findest, dann wird es jetzt für dich noch schlimmer. Viele Magendarminfekte oder zum Beispiel die Kinderlähmung übertragen sich nämlich am häufigsten durch fäkal-orale Schmierinfektion. Fäkalien = Kacke, Oral = Mund. Na, schon klar? Auf der Toilette bekommen alle Menschen beim

Abwischen oft unbemerkt Kot an die Hände (Kot ist übrigens auch nur wieder ein schickeres Wort für Kacke, genau wie Fäkalien). Wenn sie sich nicht gründlich die Hände waschen, schmieren sie dann unabsichtlich ein paar Mini-Kacka-Reste an Türgriffe oder sonst wohin.

Und jetzt wird´s schlimm: Du gehst dann zum Beispiel aus einer Klotür in einem Restaurant, und die Kackespuren, die du dort an die Hände bekommen hast, kriegst du ruckzuck in den Mund. Dafür musst du dir nur etwas später einen Finger ablecken und schon schluckst du die Sache herunter – Zack, sind die Bakterien, Viren oder Würmer drin und werden versuchen sich in dir wild zu vermehren.

Das ist eine SO mörder-eklige Vorstellung, aber es passiert wirklich ständig. Dabei ist die Lösung ganz einfach: Wir müssen uns nur alle gründlich die Flossen waschen! Und wetten, dass du das ab jetzt öfter tust?

Inkubationszeit

Das ist die Zeit zwischen dem Eindringen eines Krankheitserregers in unseren Körper und den ersten Krankheitsanzeichen (Symptomen). Die Inkubationszeit kann extrem unterschiedlich lang dauern. Bei der Cholera sind das manchmal nur einige Stunden, bei der Tollwut können es bis zu zwei Jahre sein.

Lymphsystem
Mehr als nur das Abwassersystem unseres Körpers!

Neben dem Blutgefäßsystem hat unser Körper noch ein zweites, superwichtiges Röhrensystem: das Lymphsystem. Wie das Blut transportiert es auch Nährstoffe zu den Zellen, bildet aber im Gegensatz zu ihm keinen Kreislauf. Es ist eher eine Art Müllabfuhr. Zwischen unseren Zellen ist immer etwas Flüssigkeit. Diese Gewebsflüssigkeit wird zusammen mit allem Zellmüll als Lymphe über dieses Lymphsystem abtransportiert. Diese Flüssigkeit ist durchsichtig, du hast sie bestimmt schon mal gesehen, wenn du zu lange an einem Pickel herumgedrückt hast.[48]

Das Lymphsystem ist aber nicht nur Zell-Müllabfuhr, sondern auch oberwichtiger Teil unseres Abwehrsystems. Die gesamte Lymphflüssigkeit wird nämlich durch die Lymphknoten transportiert, die wie kleine Filter sind. Wir haben über 600 Stück davon im Körper. Am besten kann man diese bohnenförmigen Dinger am Hals fühlen und an den Leisten (falls du keine Ahnung hast, wo deine Leisten sind, dann google das mal gefälligst selber). Alles, was durch die Lymphknoten fließt, wird ganz genau auf Antigene gescannt: Gehört das zu unserem Körper oder gehört es nicht dazu? Dort in den Lymphknoten lungern ohne Ende Fresszellen und andere Abwehrzellen herum, die sich sofort auf alles Fremde stürzen und es plattmachen.

Multiresistent
Fast unbesiegbar

Manche Bakterien sind gleich gegen mehre Antibiotika unempfindlich und manche sogar schon gegen fast alle bekannten Antibiotika. Man nennt sie multiresistent. Wenn sich zum Beispiel solche multiresistenten Erreger von Tuberkulose-Bakterien ausbreiten würden, hätten wir ein echt fettes, weltweites Problem.

Darum müssen wir unbedingt sparsam bei der Verschreibung von Antibiotika sein. Und wir müssen endlich aufhören, Antibiotika in der Massentierhaltung zu verschwenden. Sogar in der Erde gibt es mittlerweile schon überall multiresistente Bakterien, durch die ganze Tierscheiße, die auf den Feldern als Dünger verteilt wird.

Mutationen
Aus Fehlern lernen

Bei der Teilung von Zellen kann es zu „Fehlern" und dadurch zu Veränderungen im Erbgut kommen. Das nennt man Mutation. Das Wort kommt vom Lateinischen „mutare" und bedeutet einfach „verändern" oder „verwandeln". Wer kennt das Märchen vom Kalif Storch? Das Zauberwort, um sich in ein Tier zu verwandeln, lautet dort nicht zufällig „Mutabor". Mutationen sind superwichtig, damit sich Lebewesen irgendwie über die Jahrtausende weiterentwickeln. Ohne Mutationen wären nie Menschen und somit auch nie Märchen entstanden. Mikroorganismen (also Bakterien, Algen und Pilze und so) mutieren auch bei der Zellteilung. Da geht's natürlich viel schneller als beim Menschen.

48 Sie sieht eigentlich aus wie Wasser. Das Wort Lymphe kommt von einem lateinischen Wort, nämlich von „lympha", was auch nur so viel wie „klares Wasser" heißt.

Man darf sich die Mutationen nicht vorstellen wie Mutanten in Kinofilmen, wo harmlose kleine Spinnen plötzlich zwanzig Meter groß werden und Raumschiffe lenken können. Es sind immer nur winzig kleine Veränderungen im Erbgut. Im Kapitel über die Grippe hast du vielleicht gelesen, dass manche Viren mutieren, weil sie beim „Sich selbst kopieren" so schlampig sind und ständig kleine Fehler machen, wodurch sie sich verändern. Stell es dir am besten vor wie bei einem ganz einfachen Abschreibtext, den du dein Leben lang abschreiben musst. Dabei krakelst du dir irgendwann sicher auch mal ziemlichen Quatsch zusammen. Manche deiner Texte ergeben dann zwar keinen Sinn und landen im Müll, aber es passiert auch mal, dass zufällig ein neuer Text entsteht, der viel cooler ist als der ursprüngliche!

Und so ist es auch bei den Viren: Zufällig entsteht ein Virus, das sich erfolgreicher anheften kann oder schneller kopieren kann als andere. Ab jetzt vermehrt sich dieser neue Virus-Typ besser als die anderen und verbreitet sich. Insofern hat auch der Virus-Mutant dann neue Superkräfte bekommen, so wie die Mutanten, die du vielleicht aus Filmen kennst. Das Problem ist, dass aber unser Immunsystem dieses neue Virus dann schlimmstenfalls gar nicht kennt. Und das bedeutet: Wir werden richtig krank!

Pandemie

Wenn eine Krankheit gleichzeitig in sehr vielen Ländern und auf verschiedenen Kontinenten auftritt, dann nennt man das eine Pandemie. Covid 19 hat sich beispielsweise pandemisch verbreitet. Wenn nur in einem bestimmten Gebiet plötzlich viele Menschen dieselbe Krankheit bekommen, spricht man von einer Epidemie oder auch Seuche. Ein gutes Beispiel dafür ist der Ausbruch von Ebola in einigen afrikanischen Ländern. Aus einer Epidemie kann natürlich auch später eine Pandemie werden. Eine Endemie dagegen ist eine Krankheit, die dauerhaft nur in einem ganz bestimmten Gebiet auftritt, wie zum Beispiel die Tropenkrankheit Malaria.

Protein
Eiweiß: nicht nur was für die Typen in der Muckibude

Proteine sind Eiweiße. Und Eiweiß ist mehr als nur der weiße Glibber an deinem Spiegelei. Das Eigelb hat zum

Beispiel mehr Eiweiß als das Weiße am Ei, irgendwie bescheuert. Egal. Andere Lebensmittel mit viel Eiweiß drin sind Quark, Hülsenfrüchte, Vollkornbrot oder auch Fleisch. Man nennt Proteine „die Bausteine allen Lebens", denn sie sind der Hauptbestandteil jeder Körperzelle. Würde man unseren Körper komplett eintrocknen, dann wäre mindestens die Hälfte von dem übriggebliebenen Geschrumpel Eiweiß! Gehirn, Herz, Muskeln, Haut: Alles besteht hauptsächlich aus Proteinen.

Proteine können völlig unterschiedlich aufgebaut sein und haben die unterschiedlichsten Aufgaben im Körper. Nur ihretwegen hält in uns alles zusammen. Auch die Antikörper zur Krankheitsbekämpfung sind Proteine. Ohne Proteine geht in unserem Körper definitiv GAR NIX!

In unseren Erbanlagen liegt der Bauplan für diese unendlich vielen verschiedenen Proteine, die unser Körper herstellen kann. Wir müssen nur den notwendigen Baustoff dafür mit der Nahrung aufnehmen. Trotzdem haben meistens nur die Leute schon mal echt über Proteine nachgedacht, die in der Muckibude pumpen gehen. Denn sie wissen: Ohne Protein kein Muskel!

Sie geben deswegen gerne sauviel Geld für Protein-Shakes und solche Sachen aus. Kann man natürlich machen, muss man aber nicht. Kartoffeln mit Quark oder ein Teller Chili con Carne sind viel gesünder und liefern all das Protein, was du für ein Sixpack brauchst.

Röntgen
Ein Blick ins Innere des Menschen

Beim Röntgen wird ein Teil des Körpers mit speziellen Strahlen durchleuchtet, sodass man ihn praktisch von innen anschauen kann. Wo die Strahlung leicht durchkommt, erscheint es auf dem Röntgenbild dunkel (Haut und Fleisch und so), wo es schwerer durchgängig ist, hell (zum Beispiel Knochen). Fast jeder von uns ist beim Arzt schon mal geröntgt worden, um zu sehen, ob ein Knochen gebrochen oder vielleicht eine Zahnwurzel entzündet ist.

Der Entdecker dieser Strahlen war im Jahr 1895 der deutsche Forscher Wilhelm Conrad Röntgen. Er nannte sie X-Strahlen (das X steht einfach für „unbekannt" und auf Englisch heißen sie bis heute „X-ray"). Den Menschen von innen sehen zu können, ohne ihn dafür aufschneiden zu müssen, war eine Sensation. Der Herr

Röntgen war ein echter Gutmensch: Er verzichtete auf die Anmeldung als Patent (und damit auf sehr viel Geld), damit seine Erfindung sofort in der Medizin genutzt werden konnte.

Tatsächlich wurden Röntgenstrahlungen aber schnell auch zum Vergnügen benutzt: Auf Jahrmärkten und auf Partys wurden Leute durchleuchtet. Alle waren völlig geflasht davon, die eigenen Knochen zu sehen. Und weil man von radioaktiver Strahlung noch gar nichts wusste, wusste auch keiner, wie gefährlich sie ist. Ein Unternehmer in den USA arbeitete sogar an einem Spielzeug-Röntgengerät für Kinder! Sehr bald zeigte sich aber, dass die Entwickler der neuen Geräte schwer krank wurden. Bei den meisten begann es mit Geschwüren der linken Hand, die sie ständig beim Experimentieren zum Test unter die Geräte legten. Vielen mussten Finger, oder Hände, manchen sogar beide Arme amputiert werden und sie starben an Krebs. Anfangs wurden auch viele Ärzte und Krankenschwestern verstrahlt. Bald entwickelte man Schutzkleidung aus Blei, da kommen nämlich kaum Strahlen durch.

Heute sind die Strahlenmengen, die beim Röntgen genutzt werden, viel, viel, viel kleiner als früher. Obwohl es wirklich so cool ist, das eigene Skelett zu sehen, wird nie zum Spaß geröntgt, sondern nur, wenn es notwendig ist.

Symptome
Aua!

Ein Symptom ist das Anzeichen einer Krankheit. Schnupfen ist zum Beispiel das Symptom einer Erkältung. Schnupfen kann aber auch ein Symptom einer Allergie sein. Ärzte und Ärztinnen kennen sich aus, welche Symptome zusammen auf welche Krankheiten hinweisen, und fragen dann auch ganz gezielt Symptome ab. Zum Beispiel ist bei Cholera heftiger Durchfall ohne Bauchschmerzen ein typisches Symptom.

Therapie
Was hilft

Das Wort Therapie kommt (NA KLAR) von einem altgriechischen Wort, nämlich *„therapeia"*, was so viel wie Heilung, Pflege oder Dienst bedeutet. Alles, was man so in der Medizin veranstaltet, um die Symptome (also Auswirkungen) von Krankheiten, Verletzungen oder auch Behinderungen zu verbessern oder ganz zu beseitigen, nennt man Therapie. Dazu können Medikamente genauso zählen wie Operationen, wie auch zum Beispiel Psychotherapie oder Physiotherapie (früher auch unter dem verständlicheren Namen „Krankengymnastik" bekannt).

Viren
Ein fieses Bündel Gene

Viren sind etwas GANZ anderes als Bakterien. Du findest, Bakterien sind klein? Viren sind im Durchschnitt noch hundert bis tausend Mal kleiner als sie![49] Man kann sie nur unter einem Elektronenmikroskop sehen. In der Schule gibt es solche Mikroskope nicht, sie kosten so viel wie ein ganzes Haus und stehen nur in hyper Speziallaboren.

Viren sind (auch anders als Bakterien) streng genommen keine Lebewesen. Sie sind Partikel. Trotzdem werden sie ganz oft bei den Mikroorganismen mitgenannt. Dabei bedeutet Organismus so viel wie „Lebewesen". Aber man nennt nur etwas „Lebewesen", was sich vermehrt und einen eigenen Stoffwechsel hat. Kapiert? Nee, oder?

Bei Tieren könnte man das ganz einfach so ausdrücken: Tiere sind Lebewesen, weil sie Sex haben, fressen und kacken. Bakterien sind aber auch Lebewesen, obwohl sie keinen Sex, keinen Mund und kein Poloch haben. Aber sie vermehren sich (durch Zellteilung), sie ernähren sich (indem sie bestimmte Stoffe durch ihre Zellwand aufnehmen, woraus sie alles, was sie zum Leben brauchen, selber produzieren) und sie „kacken" die Reste durch ihre Außenhülle wieder nach draußen (was man dann Stoffwechselprodukte nennt).

Viren können all das nicht selber! Sie bestehen nur aus ein bisschen Erbgut (Genen) in einer Eiweiß-Hülle. Sie haben keine Zellwand und keine Zellorgane, um sich irgendwie allein zu ernähren oder fortzupflanzen. Dafür benötigen sie IMMER die Zelle von einem echten Lebewesen: eine sogenannte Wirtszelle. In die dringen sie ein und bringen sie dazu, ihren ganzen Stoffwechsel nur noch dafür einzusetzen, neue Viren zu bauen. Am Ende zerstören sie meistens

---

49 Viren sind so zwischen 20 bis 300 Nanometer groß. Ein Nanometer ist ein Tausendstel Mikrometer, also 1 Millionstel Millimeter!

ihre Wirtszelle. Im Grippekapitel kann man ziemlich genau nachlesen, wie das funktioniert.

Aber es gibt auch Viren, die sind so gemein und bauen ihr Erbgut einfach in unseres ein oder sie schlummern jahrelang versteckt in unseren Zellkernen. Das Herpesvirus benutzt zum Beispiel diesen Trick und verbleibt auf diese Weise lebenslang in unserem Körper. Ab und zu wird das Virus aktiv und vermehrt sich, wobei es dann seine Wirtszellen zerstört und fleißig neue Zellen ansteckt. Wir bekommen dabei diese fiesen Bläschen auf der Lippe: AUA!

Man kann auch gegen Virusinfektionen Antibiotika einnehmen, nur bringt uns das leider gar nichts, außer vielleicht Durchfall. Es ist genauso sinnvoll wie eine Fußpilzcreme gegen Tollwut. Medikamente gegen Viren nennt man Virostatika, sie sollen verhindern, dass Viren in Wirtszellen eindringen oder ihre Hüllen kaputt machen. Aber es ist gar nicht so einfach, Viren im menschlichen Körper zu behandeln, ohne dabei auch Körperzellen zu zerstören.

Darum gibt es noch lange nicht gegen alle Viren gute Medizin, und man muss sie auch in der Regel ganz am Anfang einer Infektion nehmen. Das ist aber gar nicht so einfach. Das Corona-Virus vermehrt sich zum Beispiel besonders stark im Körper, bevor wir überhaupt merken, dass wir es haben. Dann kann man ja auch noch kein Medikament nehmen.

Wenn nicht so viele dieser blöden kleinen Viren ständig herum-mutieren würden, wären wir nach der ersten Grippeinfektion immun, wie nach einer Impfung. Die Gedächtniszellen könnten ganz fix die Antikörperproduktion einleiten und wir würden nicht mal merken, dass uns jemand das Virus in unsere Atemluft geröchelt hat. Bei Viren, die kaum mutieren, klappt genau das ganz super! Darum haben wir die meisten typischen Kinderkrankheiten nur ein einziges Mal, oder dank Impfungen eben sogar nie.

Es ist leider damit zu rechnen, dass immer mal wieder ganz neue Virusmutationen entstehen, weil Viren zwischen Menschen und Tieren ausgetauscht werden. Wir haben wirklich Glück, dass das hochansteckende neue Corona-Virus von 2020 vergleichsweise harmlos ist. Aber es ist trotzdem der Beweis: Diese winzigen Protein-Bündel mit ein bisschen Erbgut drin – genannt Viren – können unsere Welt ganz schön ins Wanken bringen.

Wissenschaft
Neugier – Motor der Menschheit

Wissenschaft nennt man das gesammelte Wissen der Menschheit. Also alles, was man so herausgefunden hat über die Gesetze von Natur, Technik, Kosmos und überhaupt allem, was sich irgendwie beweisen lässt. Etwas, was sich nicht überprüfen oder wiederholen lässt, wäre dagegen nicht wissenschaftlich: zum Beispiel Wunder oder Gott. Im antiken Griechenland entstand der erste bekannte Wissenschaftsbetrieb. Es ging darum, Erkenntnisse auszutauschen und an Schüler weiterzugeben. Damals wurden auch die Philosophie und die Kunst als Teil der Wissenschaft gesehen. Und natürlich die Medizin.

Altgriechische Medizin: ganz modern!

In der Antike (also etwa so 500 vor Christus) entstanden in Griechenland die ersten Schriften über Anatomie. Man interessierte sich also dafür, wie der Mensch von innen genau aufgebaut ist. Dafür durften die Forscher sogar Leichen aufschneiden. Der berühmteste Arzt des Altertums (vielleicht überhaupt) war ein Grieche namens Hippokrates. Seine Schüler schrieben Unmengen Texte, in denen Krankheiten und Heilmittel erstmals genau beschrieben wurden.

Darum gibt es wohl so viele griechische Wörter in der Medizin. Das mega Neue in der Altgriechischen Medizin war, dass Hippokrates und seine Kollegen die Natur (also auch den Körper und Krankheitssymptome) genau beobachteten. Zur Abwechslung versuchten sie, Krankheiten mit Vernunft zu heilen, statt mit der Hilfe von Göttern, Wundern oder sonst welchem Aberglauben. Das war wirklich eine Revolution! Leider ließen sich Krankheitserreger damals aber noch nicht beobachten, denn es gab ja keine Mikroskope.

Zusätzlich legte Hippokrates einige moralische Grundregeln für Ärzte fest. Auch das war ganz neu! Dazu gehörte die Schweigepflicht (also, dass ein Arzt NIEMALS anderen etwas erzählen darf, was ein Patient ihm anvertraut hat) und das Gebot, immer das Beste für jeden Kranken zu wollen und weder Frauen noch Männer (nicht mal Sklaven!) sexuell zu belästigen oder zu vergewaltigen. Für uns klingt das jetzt eigentlich alles selbstverständlich, ist es aber anscheinend damals nicht gewesen. Hippokrates gilt als der Begründer der modernen Medizin.

Die Mischung vom Saft macht's: Blut, Schleim, Galle, Hä?

Hippokrates und seine Nachfolger glaubten, dass unsere Gesundheit vom Gleichgewicht von vier „Körpersäften" abhängt. Das waren: Gelbe Galle, Schwarze Galle, Blut und Schleim. Wer krank war, bei dem war zu viel schwarze Galle im Blut oder zu wenig Schleim oder so etwas. Es war die Aufgabe des Arztes, die richtige Säftemischung wiederherzustellen. Dafür kam es besonders auf die richtige Ernährung an, aber auch auf genügend Schlaf und Abwechslung von Arbeit und Entspannung. Irgendwie wurden die Körpersäfte dann aber auch noch Temperaturen, Jahreszeiten, Gefühlszuständen, Planeten, Organen und Farben zugeordnet, was dann alles irgendwie für eine komplizierte Bestimmung der richtigen Behandlung wichtig war.

Für mich klingt das heute alles nicht besonders modern oder wissenschaftlich, sondern recht abenteuerlich. Genau wie die angewendeten Therapien. Um zu viel oder fauligen „Saft" loszuwerden, musste der Körper in der Regel irgendwie gereinigt werden. Das bedeutete, dass vor allem Einläufe, Schwitzkuren und Brechmittel verschrieben wurden. Alles sehr unschön!

Alles muss raus

Bei einem Einlauf zum Beispiel wird durch den After – also das Poloch – Flüssigkeit in den Darm geleitet, um ihn zu spülen. Das war ewig eines der beliebtesten Heilmittel gegen alle möglichen Beschwerden (ich denke aber, dass es eher nur bei den Ärzten beliebt war und nicht bei den Patienten). Vielleicht hast du mal gehört, dass jemand gesagt hat, er hätte einen derben *Einlauf* von jemandem bekommen? Dann bedeutet es, dass er einen krassen Anschiss bekommen hat, also im Sinne von „tierisch Ärger". Ein Einlauf ist eben echt keine schöne Sache.

Besonders beliebt war auch der Aderlass. Es wurde dafür einfach eine Ader aufgeschnitten und man ließ das Blut in eine Schüssel laufen, im festen Glauben daran, dass man da irgendeinen ungesunden Saft herausließ. Egal ob bei Pest, Tuberkulose oder Depression: Der Aderlass war lange die Lieblings-Heilmethode von Ärzten überhaupt. Oft wurden den armen Kranken ein ganzer Liter Blut abgenommen. Man kann davon ausgehen, dass sehr viele Menschen daran gestorben sind, da ihr ohnehin schon kranker Körper noch zusätzlich geschwächt wurde. Über 2000 Jahre lang war DAS die moderne Medizin.

Gab's auch mal Ärztinnen?

Es gab zu allen Zeiten Heilerinnen und Frauen, die sich mit Kräuterkunde und besonders mit den Themen rund ums Kinderkriegen besonders gut auskannten. Trotzdem gab es keine Ärztinnen. Einfach, weil es Frauen fast immer verboten war, zu studieren und als Ärztin zu arbeiten.

Die erste deutsche Frau, die mit einer Spezial-Genehmigung vom Kaiser persönlich ihren Doktor machen durfte, war 1754 Dorothea Erxleben. Sie hatte aber auch nicht studieren dürfen, sondern alles von ihrem Vater gelernt. Man ließ sie auch keine Arztpraxis haben, einfach nur, weil sie eine Frau war. Es dauerte noch weit über hundert Jahre, bis Frauen Ärztinnen werden konnten.

Die erste deutschsprachige Universität, wo eine Frau 1867 offiziell Medizin studieren durfte, war in Zürich. Darum kamen Frauen aus dem Ausland in die Schweiz. Aber das waren eigentlich auch nur wenige, und dieselben Rechte hatten sie noch lange nicht! Erst zum Ende des 19 Jahrhunderts begann man ganz, ganz langsam in Teilen Europas auf die Idee der Gleichberechtigung von Frauen und Männern zu kommen. Es ist bitter, aber vielen Menschen fiel es damals wahrscheinlich leichter, sich die Existenz von Bakterien vorzustellen als die von intelligenten Frauen!

Robert Koch: Mit Bakterien konnte er besser als mit Menschen

2500 Jahre nach der Begründung der „modernen" Wissenschaft im alten Griechenland wurde wiederum etwas ganz Neues begründet, nämlich die Mikrobiologie.

Die Gelehrten hatten seit Hippokrates an die sogenannte „Urzeugung" geglaubt. Man kann ja Insektenlarven, Bakterien oder Pilzsporen in der Erde, der Luft, im Wasser oder eben auch in unserem Körper nicht mit dem bloßen Auge sehen. Also dachte man, aus fauliger Erde würden die Insekten wie aus dem Nichts entstehen. Und Krankheitserreger stiegen eben einfach aus der Erde als üble Dämpfe auf und machten uns krank.

Erst der deutsche Mediziner Robert Koch (1843-1910) und sein französischer Kollege Louis Pasteur (1822-1895) konnten das Gegenteil beweisen. Das lag nicht nur daran, dass mittlerweile das Mikroskop erfunden worden war und man Bakterien und Pilze sehen konnte. 1876 schaffte es Koch als Erster, das Leben und auch die Vermehrung eines Bakteriums nachzuweisen. Das war der Erreger der Krankheit Milzbrand. Er nannte es „Bacillus anthracis". Robert Koch gewann Bakterien aus dem Blut von kranken Tieren und steckte danach gesunde Tiere mit Milzbrand an.

Damit konnte er beweisen, dass Krankheiten von Erregern verursacht wurden und nicht – wie man ja bis dahin dachte – sich einfach so spontan aus dem Nichts bildeten. Fünf Jahre später entwickelte sein Kollege Louis Pasteur dann schon einen Impfstoff gegen die Milzbrand-Seuche.

Obwohl die beiden eigentlich immer dasselbe wollten, haben sie nie zusammengearbeitet. Genau genommen haben sie sich sogar gehasst. Auch, weil der eine Deutscher war und der andere Franzose. Beide müssen ziemliche Zicken gewesen sein. Sie haben sich ständig öffentlich gestritten, zum Beispiel darüber, wie groß die Rolle des Regenwurms bei der Übertragung der Krankheit Milzbrand ist. Peinlich.

Wirklich schade. Was hätten zwei so geniale Leute gemeinsam erreichen können!

Robert Koch schaffte es auch als Erster, Bakterien unter dem Mikroskop zu fotografieren und sie in Reinkultur (also eben nur das Bakterium und nichts anderes) zu züchten. Als Koch den Erreger der Tuberkulose entdeckte und sogar ein Heilmittel dagegen fand, wurde er zum absoluten Superstar. Die Menschen pilgerten massenhaft nach Berlin, um das neue Medikament „Tuberkulin" zu bekommen. Leider half es gar nicht zuverlässig, sondern machte einige Menschen noch kranker. Manche starben sogar daran.

RKI – heute so wichtig wie damals

Danach ging Koch erst mal eine Weile ins Ausland zum Forschen. Malaria, Pest, Typhus, Cholera: Koch wurde bei Krankheits-Epidemien in alle Teile der Welt gerufen und konnte sehr viel bewegen. Er bekam sogar sein eigenes „Königlich Preußisches Institut für Infektionskrankheiten", das heute Robert-Koch-Institut heißt (oder kurz RKI). Koch hatte einen ganzen Sack voll genialer Mitarbeiter, die ebenfalls superberühmt wurden und ohne die Robert Koch niemals so weit gekommen wäre. Von vielen trennte er sich im Streit. Ich glaube, er hat sich mit Mikroben viel besser verstanden als mit Menschen. Was für fette Fortschritte könnte die Wissenschaft machen, wenn viele verschiedene Menschen (und natürlich auch Frauen!) ohne Neid wirklich zusammenarbeiten würden!

Einer von Kochs Kollegen hieß übrigens Julius Petri, der diese Glasschalen zum Züchten von Mikroorganismen erfunden hat, die wir alle aus der Schule kennen: die Petrischalen. Ein anderer erfand einen Nährboden, auf dem Bakterien wachsen, der sich unterm Mikroskop betrachten ließ. Es gab nämlich das Problem, dass man Bakterien bis dahin entweder in Fleischbrühe züchtete (die war aber zu flüssig) oder auf Kartoffelscheiben (die konnte man nicht durchleuchten). Wurde die Fleischbrühe zum Mikroskopieren mit Gelatine eingedickt, wuchsen die Bakterien nicht mehr gut. Walther Hesse stellte als Erster mit Agar-Agar ein Gel her, auf dem Bakterien ganz wunderbar wachsen. Agar-Agar ist ein Geliermittel, das aus Algen gewonnen wird. Erst dieser neue Nährboden machte es Robert Koch möglich, sein erstes Bakterium nachzuweisen. Agar-Agar wird bis heute für die Bakterienzucht verwendet.

Und jetzt kommt der Hammer: Auf die Idee, Agar-Agar zu benutzen, war gar nicht Walther Hesse gekommen, sondern seine Frau Fanny Hesse! Sie stammte aus Amerika und kannte es von zuhause vom Marmeladekochen. Aber nach ihr wurde natürlich nichts benannt und sie hat auch keinen Nobelpreis bekommen. Sie war ja nur eine Frau.

Louis Pasteur: Er machte Milch und Menschen haltbarer

Louis Pasteur war ein französischer Chemiker. Er ist für die Franzosen das, was Robert Koch für die Deutschen ist. Er hat auch sein eigenes „Institut Pasteur". Du hast ihn im Kapitel über die Tollwut bereits näher kennengelernt: Er war der, der die erste Tollwutimpfung ever machte. Seinen Namen kannst du jeden Tag beim Frühstück auf der Milchverpackung lesen. Auf jeder Frischmilchtüte aus dem Supermarkt wirst du das Wort „pasteurisiert" entziffern können. Louis Pasteur entdeckte nämlich, dass sich da gewisse Mini-Lebewesen in unserer Nahrung vermehren und sie schlecht werden lassen und dass diese Dinger bei 70 Grad absterben. Allerdings ging es ihm damals ehrlich gesagt eher um Bier als um Milch, um die kümmerten sich andere.

Weil fast alle Kranheiterreger bei 70 Grad abgetötet werden, war Pasteurs Erfindung mitentscheidend im Kampf gegen viele Krankheiten, zum Beispiel Tuberkulose. Die konnte nämlich über Milch von Kühen auf Menschen übertragen werden. Ich finde es etwas schade, dass nicht Koch entdeckt hat, dass bei Hitze Keime absterben. Das wäre ja viel einfacher. Man bräuchte nur sagen: „Die Milch ist abgeKOCHt", und müsste sich nicht dieses komplizierte Wort „pasteurisiert" merken. Oder würde dann auf der Milch „kochisiert" stehen? Na ja, egal, man kann das jetzt ohnehin nicht mehr ändern.

Pasteurs und Kochs Entdeckungen haben echt die ganze Wissenschaft auf den Kopf gestellt, die ja noch an die Entstehung von Keimen aus dem „Nichts" glaubte. Louis Pasteur konnte 1861 durch ein ganz einfaches Experiment beweisen, dass Mikroorganismen aber EBEN NICHT von selbst plötzlich aus unbelebter Materie entstehen. Das machte er so: Er kochte zwei Behälter mit Fleischbrühe ab, damit keine Keime mehr darin waren. Den einen ließ er offen, sodass durch die Luft Bazillen & Co. reinkonnten, den anderen aber nicht. Daraufhin verschimmelte nur die Suppe, die offen gestanden hatte. In ihr konnten dann alle Zuschauer unterm Mikroskop die sich tummelnden Bakterien sehen, in der anderen nicht. Also mussten die Erreger folglich durch die Luft hineingekommen sein und waren NICHT spontan durch Urzeugung entstanden. Pasteur sagte daraufhin den superschlauen Satz: „Alles Lebende entsteht aus Lebendem."

Pasteurs größtes Verdienst ist wahrscheinlich der Fortschritt auf dem Gebiet des Impfens. Impfungen haben einen fetten Anteil daran, dass die Menschen heute im Schnitt mehr als doppelt so alt werden wie damals.

Wissenschaft heute

Man kann wissenschaftliche Erkenntnisse als einen Schatz der Menschheit betrachten. Vielleicht wächst dieser Schatz heute besonders schnell, weil der weltweite Austausch von Wissen viel einfacher geworden ist. Fast überall wird über Ländergrenzen hinweg geforscht. Und Frauen sind endlich ganz selbstverständlich auch Wissenschaftlerinnen.

Wissenschaft sollte immer zum Wohle aller Menschen eingesetzt werden. Ich finde es auch wichtig, dass möglichst viele Menschen verstehen, woran und wozu eigentlich geforscht wird. Ich glaube, das ist lange Jahre gar nicht so gewesen. Auch die Ergebnisse von Forschung müssen so veröffentlicht werden, dass viele sie verstehen können. Und natürlich sollten solche Ergebnisse dann auch die Grundlage sein für neue Diskussionen und neues Handeln, auch in der Politik. Denn was nutzen zum Beispiel die vielen Studien über die globale Erderwärmung und deren Folgen, wenn wir trotzdem weitermachen wie vorher?

Es gibt immer neue technische Möglichkeiten. Wir können zum Beispiel mittlerweile ins Erbgut der Menschen eingreifen. Darum ist es so wichtig, dass wir alle aktiv mitentscheiden, welchen Fortschritt wir überhaupt wollen. Denn nicht alles, was man kann, muss auch automatisch gemacht werden. Oder würde dir die Vorstellung gefallen, dass deine Eltern, statt dich zu kriegen, lieber im Reagenzglas ein Designerbaby gebastelt hätten? Bis man Kinder züchten kann, die keine dreckigen Socken mehr herumliegen lassen, wird es zwar noch einige Jahre dauern, aber ich bin dagegen, das überhaupt zu versuchen.

Wer weiß, ob die Menschen in hundert Jahren darüber lachen, dass wir wirklich nichts gegen Erkältungen tun konnten und wie wir versucht haben, die Corona-Pandemie zu bekämpfen. Vielleicht erscheinen denen unsere bunten Mund-Nasen-Masken fast genau so seltsam wie uns die Schnabelmasken im 17. Jahrhundert gegen die Pest.

Denn so ist Wissenschaft: Es bedeutet immer auch, unsicher zu sein, auszuprobieren, zu beobachten, zu beurteilen und daraus zu lernen, heute wie früher. Ich finde das wahnsinnig spannend! Weil wir Menschen von Natur aus neugierige Wesen sind, wird es auch immer wieder neue, kleine und große Entdeckungen geben.

Vielleicht sogar von dir!

REGISTER

Hier noch eine Liste wichtiger Wörter aus dem Buch. Auf den Seiten, die da stehen, findest du das gesuchte Wort im Buch. Weil das oft ganz schön viele Seiten sind, sind die wichtigsten rot gedruckt.

A **Aderlass** 124
Antibiotikum 12, 83, 94, **105-107**, 111
Antikörper 19, 25, 93, **108-109**

B **Bakterien** 12, 42, 48-49, 58, 60, 83, 105-108, **109-111**, 112-113, 117, 125-128
Bandwurm 65-67
Blut **111**, 124

C **Cholera** **57-62**, 116, 120
Corona 95, **97-103**, 115

D **Darm** 12, 58, 65-68
Dasselfliege 65
Depression **75-77**, 80
Durchfall **57-58**, 62

E **Eiweiß** s. Protein

F **Fresszellen** 42, 108, 117
Freud, Sigmund 79-80
Fußpilz 83-86

G **Grippe** **89-95**, 100, 109

H **Hypochondrie** 73-75

I **Immunsystem** 42, 60, 93, 101, 108, **111-113**, 118
Impfen, Impfung 19-20, 25-26, 29-31, 49-50, 92, 94, 111, **112-114**
Infektion 41, **114-116**, 122
Influenza **89-95**, 100, 109
Inkubationszeit 35, **116**

K **Kinderkrankheit** 19-20, 23-26
Kinderlähmung **23-26**, 115
Koch, Robert 42, 48-49, 58-60, **125-128**

L **Lachyoga** 78
Lepra **33-38**, 110
Lymphknoten 15, 74, 113, **116-117**

M **Madenwürmer** 67-68

Masern 19-20, 109, 113
Milben 65
Mozart 30
Mutation, mutieren 92-94, 107, 117-118, 122

N Nagelpilz 86

P Pasteur, Louis 48-49, 125-128
Penisfisch 69
Pest 15-17
Pilze 83-86
Pocken 29-31, 114
Polio s. Kinderlähmung
Protein 118-119
Psychische Störungen 71-80
Psychopharmaka 77-78
Psychotherapie 78-80, 121

R Röntgen 119, 120

S Schluckimpfung 25-26
Schmierinfektion 24, 115-116
Serotonin 77-78, 80
Signaturenlehre 36
Skorbut 53-55
Spanische Grippe 91-92
Symptome 74, 120

T Tollwut 47-50, 127
Tröpfcheninfektion 29, 114-115
Tuberkulose 36, 41-44, 110, 115, 117, 126, 128

V Virus, Viren 12, 19, 23, 26, 29, 31, 49, 90-95, 97-103, 108, 109, 112-116, 118, 121-122
Vitamin C 53, 55

W Würmer 65-69

Z Zoonosen 47
Zwischenwirt 66-67

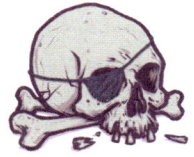

Auflage 2021
© Klett Kinderbuch, Leipzig
Alle Rechte vorbehalten
Illustrationen: Yannick de la Pêche
Umschlaggestaltung: Yannick de la Pêche und Florian v. Wissel, hoop-de-la-design, Köln
Satz und Innenlayout: Florian v. Wissel, hoop-de-la-design, Köln
Druck und Bindung: Livonia Print, Riga
Printed in Latvia
ISBN 978-3-95470-250-3

www.klett-kinderbuch.de

Die Autorin und der Verlag bedanken sich fürs fachliche Korrekturlesen bei
Prof. Dr. Stephan Becker, Dr. Sophia Bormann und Frau Dipl.-Psych. Frauke Dyrssen.

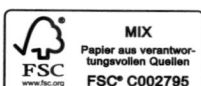